# 肿瘤病理诊断与临床研究

石 红 蔡 军 王善伟 主编

汕頭大學出版社

图书在版编目（CIP）数据

肿瘤病理诊断与临床研究 / 石红，蔡军，王善伟主编 . -- 汕头：汕头大学出版社，2022.5
ISBN 978-7-5658-4677-9

Ⅰ．①肿… Ⅱ．①石… ②蔡… ③王… Ⅲ．①肿瘤－病理学－诊断②肿瘤－治疗 Ⅳ．① R73

中国版本图书馆 CIP 数据核字（2022）第 085946 号

**肿瘤病理诊断与临床研究**
ZHONGLIU BINGLI ZHENDUAN YU LINCHUANG YANJIU

主　　编：石　红　蔡　军　王善伟
责任编辑：陈　莹
责任技编：黄东生
封面设计：乐　乐
出版发行：汕头大学出版社
　　　　　广东省汕头市大学路 243 号汕头大学校园内　邮政编码：515063
电　　话：0754-82904613
印　　刷：廊坊市海涛印刷有限公司
开　　本：710mm×1000mm　1/16
印　　张：10
字　　数：160 千字
版　　次：2022 年 5 月第 1 版
印　　次：2023 年 3 月第 1 次印刷
定　　价：80.00 元
ISBN 978-7-5658-4677-9

# 编委会

主　编：石红（肥城市中医医院）

　　　　蔡军（上海交通大学医学院病理学系）

　　　　王善伟（西安医学院）

副主编：郑冠濠（上海交通大学附属胸科医院）

　　　　周建华（新余袁河医院）

　　　　蔡佳琪（南京中医药大学昆山附属医院昆山市中医医院）

　　　　徐文静（西安医学院）

编　委：杨荣（昆明医科大学(公共卫生学院)）

# 前　言

随着肿瘤发病率不断上升，肿瘤已成为威胁人类生命的第一杀手。目前治疗肿瘤主要的方法是手术治疗、化学治疗和放射治疗，然而这三大治疗肿瘤的传统方法都有其局限性。虽然外科手术技术的进步扩大了手术治疗肿瘤的适应证，提高了患者的生存率，但手术给患者造成的创伤影响了患者的生存质量。更重要的是，通过外科手术提高肿瘤患者的生存率已经很难有重大突破。在临床治疗中，化学治疗和放射治疗存在严重的副作用，使其适应证和治疗效果受到限制。作为外科医生，面对中晚期肿瘤患者而束手无策是令人痛苦和无奈的。

肿瘤的诊断有多种手段，其中最重要的手段是病理诊断，它指导着临床治疗方式的选择，也关系到治疗效果的判断。做好病理诊断关系着患者极为重要的切身利益，错误的诊断必将带来相当严重的后果。良性误诊为恶性必将导致治疗过分；恶性误诊为良性，则将延误患者的治疗，降低患者的生存概率。做好病理诊断，首先要规范工作程序，其中包括取材方法、取材部位、肉眼观察、组织学分类等，只有各单位统一规范工作程序，诊断结果才能比较一致。这既有利于患者的治疗，也有利于治疗结果的判断，更有利于临床医师总结经验，提高医疗质量。多数病理材料，一般病理医师即能做出诊断。但约有10%的病例，由于种种原因，诊断有一定困难，其中主要原因是细胞分化太差或制片质量欠佳。对于前者，除了应该多做切片，仔细观察，寻找蛛丝马迹外，新技术的应用是不可缺少的，如电镜、免疫组化及分子生物学技术等。但是，这些新技术还只能作为辅助手段，并不能代替光学显微镜观察，因此规范病理工作程序仍是做好工作的关键。

鉴于此，笔者撰写了《肿瘤病理诊断与临床研究》一书。本书共有六章。第一章对肿瘤的病理学及其诊断、治疗进行了综合论述，涵盖肿瘤的病理学总论、

1

肿瘤诊断、肿瘤治疗；第二章阐述了内分泌系统肿瘤的病理学诊断，包括甲状腺肿瘤、甲状旁腺肿瘤；第三章论述了乳腺疾病的病理学诊断，涉及乳腺良性肿瘤、乳腺恶性肿瘤、乳腺标本的取材；第四章探究了泌尿系统与生殖系统肿瘤的病理学诊断，包括泌尿系统肿瘤、男性生殖系统肿瘤、女性生殖系统肿瘤；第五章论述了其他常见肿瘤的病理学诊断，包括肺癌的病理学、肠道肿瘤的病理学；第六章对肿瘤临床综合治疗进行了新探索，包括肿瘤的个体化临床综合治疗、肿瘤的免疫临床治疗、肿瘤的基因临床治疗。

笔者在撰写本书的过程中，借鉴了许多专家和学者的研究成果，在此表示衷心感谢。本书研究的课题涉及的内容较多，尽管笔者在写作过程中力求完美，但仍难免存在疏漏，恳请各位专家批评指正。

# 目  录

# 第一章 肿瘤的病理学及其诊断、治疗综述

## 第一节 肿瘤的病理学总论

肿瘤是一种严重威胁人类健康的常见病、多发病。近年统计资料显示：我国城市居民疾病死亡原因居第一位的是恶性肿瘤，在欧美国家，癌症在死亡原因中也仅次于心血管系统疾病而居第二位。研究肿瘤的发生、发展规律及防治措施是当今医学领域中一项重大的世界性课题。

### 一、肿瘤的概念

肿瘤是机体在各种致瘤因素作用下，局部组织的细胞在基因水平上失去对生长的正常调控，导致其异常增生而形成的新生物，常表现为局部肿块。正常组织的细胞发生异常增生，转变为肿瘤细胞后，即表现出了两大生物学特征：①不同程度地丧失了分化成熟的能力，肿瘤细胞停留在幼稚细胞的某一个阶段；②相对无限制生长，其生长方式和速度均失去了正常控制，即使在致瘤因素去除的情况下，肿瘤细胞仍可持续生长[①]。

### 二、肿瘤的特性

（一）肿瘤的一般形态与组织结构

1. 大体形态

肿瘤的大体形态多种多样，可在一定程度上反映肿瘤的良恶性。

（1）形状。肿瘤的形状与其发生部位、生长方式、组织来源和肿瘤性质等

---

① 刘宝娟. 肿瘤病理学研究[J]. 大家健康（学术版），2015，9（04）：286.

有关。发生于皮肤、黏膜的肿瘤常向表面突出，可呈息肉状、乳头状或菜花状等形状。生长于皮下或实质器官的良性肿瘤，常呈结节状、囊状或分叶状等形状。恶性肿瘤常呈不规则状，与周围分界不清，切面呈树根状或蟹足状。

（2）大小。肿瘤的大小差异悬殊。小者仅在显微镜下才能被发现，如原位癌；大者重量可达数千克或数十千克。肿瘤的大小与肿瘤的良恶性、生长时间和发生部位有一定关系。

（3）颜色。肿瘤的颜色与其起源组织、血液供应状况，以及有无出血、坏死等因素有关。如脂肪瘤呈黄色，血管瘤呈暗红色，黑色素瘤呈黑色或灰褐色。

（4）数目。肿瘤大多为单发，即在机体某部位仅长一个肿瘤。也可同时或先后发生多个原发肿瘤（多发），如多发性子宫平滑肌瘤，数目可达数十个甚至数百个。

（5）硬度。不同肿瘤硬度不相同。肿瘤的硬度取决于肿瘤的组织来源和肿瘤细胞与间质的比例。如骨瘤质坚硬，脂肪瘤质软，纤维瘤质韧。

2. 组织结构

任何肿瘤的组织结构都由实质和间质两部分构成。

（1）实质。即肿瘤细胞，是肿瘤的主要成分。它反映了肿瘤的组织来源、性质和分化程度，决定了肿瘤的生物学特性及其对机体的影响，也是病理学诊断的主要依据。

（2）间质。主要由结缔组织和血管构成，有时还包括淋巴管，对肿瘤实质起支持和营养作用。肿瘤间质成分不具特异性，是肿瘤的非特异成分。

（二）肿瘤的异型性

肿瘤组织无论在细胞形态还是组织结构上，都与其起源组织有不同程度的差异，这种差异称为异型性。肿瘤的异型性是区别良性肿瘤和恶性肿瘤的主要组织学依据。

机体组织的细胞从幼稚阶段到成熟阶段的生长、发育过程称为分化。肿瘤细胞分化程度是指肿瘤细胞在形态学上与起源的正常细胞的相似程度。肿瘤细胞由于分化障碍不同程度丧失了分化成熟的能力，从而呈现出不同程度的异型性。肿瘤的分化程度高，说明它与其起源的正常组织相似，异型性小；反之，肿瘤的分化程度低，说明它与其起源的正常组织差异大，异型性大。

1. 肿瘤细胞的异型性

良性肿瘤细胞的异型性小，与其起源的正常组织细胞相似。恶性肿瘤细胞具有明显的异型性，其异型性主要表现在以下三个方面。

（1）肿瘤细胞的多形性。肿瘤细胞通常比正常细胞大。肿瘤细胞的大小和形态不一致，会出现瘤巨细胞。但是，有些分化很差的肿瘤，其肿瘤细胞很原始，体积不大，大小和形态也比较一致。

（2）肿瘤细胞核的多形性。肿瘤细胞核的体积大，细胞核与细胞质的比值高。核的大小、形状和染色差别较大，可出现巨核、双核、多核。核深染，核仁明显，体积大，数目也可增多。核分裂象增多，出现病理性核分裂象。

（3）胞质的改变。肿瘤细胞胞质多呈嗜碱性。

2. 肿瘤组织结构的异型性

肿瘤组织与其来源的正常组织在空间排列上的差异，称为肿瘤结构的异型性。无论是良性肿瘤还是恶性肿瘤，在组织结构上均有不同程度的异型性。良性肿瘤一般异型性较小，恶性肿瘤异型性较大，肿瘤组织异型性在区别良性肿瘤与恶性肿瘤时具有重要意义。

（三）肿瘤的生长和扩散

1. 肿瘤的生长

（1）生长方式

肿瘤的生长方式主要有三种。

第一，膨胀性生长。实质器官的良性肿瘤多呈膨胀性生长，其生长速度较慢，随着体积增大，肿瘤推挤但不侵犯周围组织，与周围组织分界清楚，有完整的包膜。触诊时常常可以推动，容易通过手术摘除，不易复发。这种生长方式对局部器官、组织的影响主要是挤压。

第二，浸润性生长。恶性肿瘤多呈浸润性生长。浸润性肿瘤没有包膜（或破坏原来的被膜），与邻近的正常组织无明显界线。触诊时，肿瘤固定，活动度小；手术时，需要将较大范围内的周围组织一并切除，术后容易复发。

第三，外生性生长。体表肿瘤和体腔（如胸腔、腹腔）内的肿瘤，或管道器官（如消化道）腔面的肿瘤，常突向表面，呈乳头状、息肉状、蕈状或菜花状。这种生长方式称为外生性生长。良性肿瘤和恶性肿瘤都可呈外生性生长，但恶性肿瘤在外生性生长的同时，其基底部往往也呈浸润性生长。

（2）生长速度

不同肿瘤的生长速度差别很大。良性肿瘤生长一般较缓慢，肿瘤生长的时间可达数年甚至数十年。恶性肿瘤生长较快，可在短期内形成明显的肿块。

2. 肿瘤的扩散

良性肿瘤仅在原发部位生长扩大，而恶性肿瘤不仅可以在原发部位呈浸润性生长、累及邻近器官和组织，还可以通过多种途径扩散到身体其他部位继续生长。恶性肿瘤扩散方式有以下两种。

（1）直接蔓延

肿瘤细胞可沿着组织间隙、淋巴管、血管或神经束侵入并破坏邻近正常组织或器官，并继续生长。肿瘤细胞的这种特点称为直接蔓延，这是恶性肿瘤的主要特征之一。例如，晚期子宫颈癌可向前、后蔓延，侵犯膀胱或直肠，甚至造成膀胱阴道瘘或直肠阴道瘘。

（2）转移

转移是恶性肿瘤独有的生物学特点。恶性肿瘤细胞从原发部位侵入血管、淋巴管或体腔，被带到其他部位继续生长，并形成与原发瘤性质相同的肿瘤的过程称为转移。原发部位的肿瘤称为原发瘤，转移所形成的肿瘤称为转移瘤或继发瘤。转移途径包括以下三种。

第一，淋巴道转移。这是癌的常见转移途径。癌细胞侵入淋巴管后，被淋巴液带到引流区局部淋巴结，致使淋巴结增大、变硬，切面呈灰白色。例如：鼻咽癌患者最早的临床表现常为颈部胸锁乳突肌上端内侧出现无痛性淋巴结肿大；乳腺癌可出现同侧腋窝淋巴结的肿大；胃癌可出现左锁骨上淋巴结肿大。

第二，血道转移。这是肉瘤的常见转移途径。肿瘤细胞侵入血管，被血液带到远处器官并形成转移瘤。肿瘤细胞在血液中运行的途径与栓子的运行途径相似。即侵入体循环静脉的肿瘤细胞经右心房转移到肺，如乳腺癌、骨肉瘤的肺转移等。侵入门静脉系统的肿瘤细胞转移至肝，如胃癌的肝转移。肺内的原发性肿瘤和转移瘤的肿瘤细胞侵入肺静脉经左心房可转移至全身各器官，如脑、肾及骨等部位。在血道转移所累及的器官中，最常见的是肺，其次是肝。

第三，种植性转移。发生于体腔内器官的肿瘤侵及浆膜面时，部分肿瘤细胞可脱落，像播种一样种植到体腔或体腔内其他器官的表面，形成转移瘤，这种转移途径称为种植性转移。种植性转移常见于腹腔器官的恶性肿瘤。如胃癌细胞穿透浆膜层，可种植到腹膜、大网膜或卵巢等部位，常伴有血性积液和癌性粘连。临床上应防止医源性种植性转移的发生。

（四）肿瘤的复发

肿瘤组织经过治疗后，残留的肿瘤细胞又会继续生长繁殖，在原发部位重新生长出与原发瘤性质相同的肿瘤，这被称为肿瘤的复发。呈浸润性生长的肿瘤容易复发，且绝大多数恶性肿瘤及少数良性肿瘤都可能会复发，如血管瘤、神经纤维瘤。

## 三、肿瘤对机体的影响

肿瘤对机体的影响与肿瘤的良恶性、起源组织、所在部位及发展程度有关。一般早期多无明显症状。

（一）良性肿瘤对机体的影响

一般说来，良性肿瘤对机体影响较小，只会造成局部压迫和阻塞。例如：子宫平滑肌瘤压迫膀胱可出现尿频、排尿障碍等，压迫直肠可致便秘、排便不畅等；食管纤维瘤向食管腔内生长、阻塞，会使患者进食时有梗阻感。但若生长在重要部位，可引起严重后果，如生长于颅内或脊椎管内的良性肿瘤，压迫脑与脊髓，可引起颅内压升高及相应的神经系统症状，甚至危及生命。

（二）恶性肿瘤对机体的影响

恶性肿瘤对机体的影响较大，除了会对周围组织器官造成压迫和阻塞，还会破坏周围组织器官，引起坏死、出血、感染、发热、顽固性疼痛、恶病质及副肿瘤综合征。恶病质见于晚期恶性肿瘤患者，常出现疲乏无力、极度消瘦、严重贫血、全身衰竭。由于肿瘤的产物或异常免疫反应等原因，少数患者出现内分泌、神经、消化、造血、运动等系统的临床表现，这些表现不能用肿瘤的侵袭、扩散或肿瘤所产生的激素来解释，故称为副肿瘤综合征。

## 四、肿瘤的命名与分类

（一）肿瘤的命名原则

1. 良性肿瘤的命名

良性肿瘤的命名一般是在发生部位或起源组织名称后加一"瘤"字，如子宫平滑肌瘤。有时可结合一些形态特点来命名，如皮肤乳头状瘤。

2. 恶性肿瘤的命名

恶性肿瘤的命名较复杂，主要包括以下两种。

（1）癌。来源于上皮组织的恶性肿瘤统称为癌。命名时在发生部位或起源组织名称后加一"癌"字。例如：来源于子宫颈鳞状上皮的恶性肿瘤称为子宫颈鳞状细胞癌；来源于乳腺上皮的恶性肿瘤称为乳腺癌。俗称的"癌症"，习惯上泛指所有的恶性肿瘤。

（2）肉瘤。来源于间叶组织的恶性肿瘤统称为肉瘤。命名时在发生部位或起源组织名称后加"肉瘤"二字。例如：来源于纤维组织的恶性肿瘤称为纤维肉瘤；来源于骨的恶性肿瘤称为骨肉瘤。

3. 特殊命名

（1）母细胞瘤。来源于幼稚组织的肿瘤称为母细胞瘤。其中大多数为恶性肿瘤，如神经母细胞瘤、视网膜母细胞瘤、肾母细胞瘤；也有良性的母细胞瘤，如骨母细胞瘤和脂肪母细胞瘤等。

（2）以"瘤"命名的恶性肿瘤，如精原细胞瘤、黑色素瘤等。

（3）在肿瘤名称前冠以"恶性"二字，如恶性淋巴瘤、恶性畸胎瘤等。

（4）以人名来命名的恶性肿瘤，如尤因肉瘤、霍奇金病等。

（5）以习惯性称呼命名的肿瘤，如白血病、葡萄胎等。

（二）肿瘤的分类

肿瘤的分类常以肿瘤的起源组织为依据，分为五类，每一类又按照肿瘤分化程度、异型性和对机体的影响而分为两大类，即良性与恶性。

## 五、肿瘤的病因及发病机制

（一）肿瘤的病因

肿瘤是在各种内、外因素共同作用下，在基因水平上发生改变的结果，其原因复杂，至今也未完全阐明。

1. 环境致瘤因素

（1）化学因素

第一，多环芳烃类化合物。广泛存在于沥青、烟草燃烧的烟雾及烟熏和烧烤的食物中。小剂量即可引起局部细胞癌变。

第二，芳香胺类及偶氮染料。常用于纺织品、食品的着色剂，可诱发肝癌。

第三，亚硝胺类。是具有强烈致癌作用的物质，与食管癌、胃癌和肝癌等多种器官癌症的发生有关。

第四，黄曲霉毒素。主要存在于霉变的花生、玉米及谷类中。这种毒素主要诱发肝癌。

（2）物理因素

第一，电离辐射。长期接触X线等放射性同位素可以引起皮肤癌、白血病及肺癌等。

第二，紫外线。经阳光紫外线长期过量照射可以引起皮肤癌。

（3）生物因素

主要为病毒。例如：EB病毒与鼻咽癌和伯基特淋巴瘤有关；单纯疱疹病毒与宫颈癌有关；乙型肝炎病毒与肝癌有关。

2. 内部因素

（1）遗传因素。虽无直接证据证明遗传因素与人类肿瘤的关系，但研究证明，5%～10%的人体肿瘤有遗传倾向性，如家族性结肠息肉病、乳腺癌及胃癌等。

（2）免疫因素。机体的免疫功能状态与肿瘤的发生、发展密切相关。例如：艾滋病（AIDS）患者易患恶性肿瘤；肾移植后长期使用免疫抑制剂的患者，肿瘤发生率较高。

（3）内分泌因素。内分泌功能紊乱与某些肿瘤的发生、发展有关。例如：乳腺癌与雌激素和催乳素有关；子宫内膜癌与雌激素有关。

（二）肿瘤发生机理

肿瘤的发生机理极为复杂，研究表明：肿瘤发生机理主要是癌基因的激活和抑癌基因的失活，导致细胞增殖失控及凋亡缺陷。所以，肿瘤被视为一种基因病。

肿瘤是机体在各种致瘤因素作用下，局部组织的细胞在基因水平上失去对生长的正常调控，导致其异常增生而形成新生物，常表现为局部肿块。可分为良性肿瘤和恶性肿瘤两大类，肿瘤源于正常机体组织，但不同于正常组织。源于正常组织的肿瘤一旦形成就具有两个生物学特征，即生长相对不受限制和细胞分化不成熟。

# 第二节　肿瘤诊断

疾病能否早期诊断涉及的环节较多，一方面取决于患者对疾病的认识，另一方面则取决于初诊医生的责任感和医疗水平。医生应善于听取患者的陈述，亲自动手进行体格检查，从中发现重要的线索，并由此分析判断是否需要进行特殊检查。癌症诊断大致分为两大步骤：一是定性，即确诊是否患恶性肿瘤，并明确其组织学类型和分化程度；二是分期，即明确病变范围，了解癌症浸润、转移情况，以初步判断预后并决定治疗原则。

## 一、定性诊断

根据肿瘤诊断依据的可靠性，可将诊断水平分为五级。

一级：临床诊断。仅根据临床症状、体征，参考疾病发展规律，在排除非肿瘤性疾病后做出诊断。该诊断不能作为治疗依据。

二级：专一性检查（理化）诊断。根据临床症状、体征，结合具有一定特异性的物理或生化检查结果而做出诊断，例如：肝癌根据超声波和（或）甲胎蛋白（AFP）；肺癌根据胸片；消化道肿瘤根据X线钡剂造影；胰、肾、脑等深部组织根据计算机断层扫描术（CT）或磁共振成像（MRI）扫描结果做出诊断[①]。

三级：手术诊断。根据手术或内镜肉眼直接观察到新生物而做出诊断。

四级：细胞病理学诊断。根据脱落细胞学、穿刺细胞学做出诊断。白血病根据外周血液涂片细胞学检查做出诊断。

五级：组织病理学诊断。经粗针穿刺、钳取、切取或切除肿瘤组织，取其活体组织制片进行组织病理学诊断，包括白血病的骨髓穿刺涂片检查诊断。

上述诊断依据的可靠性依次递增，组织病理学诊断是目前肿瘤定性诊断的标准方法，这是借助光学显微镜和其他组织化学与电子影像技术的描述性诊断方法。细胞病理学诊断也是肿瘤定性诊断，尤其是普查癌症的重要方法。由于细胞病理学诊断的局限性，只要能活检，都应争取进行组织病理学诊断。细胞的结构

---

① 陈磊. 分子肿瘤病理学的新进展[J]. 癌症，2007（01）：106-112.

与细胞恶性行为密切相关，但这种相关并非绝对。新的肿瘤分类法，要求明确了解癌变组织的部位、细胞自主性生长的特点、癌浸润和转移的方式及机体调控渠道的完整性等。癌细胞周期诊断、癌基因和抑癌基因诊断是深入认识和诊断癌细胞特性的新方法。

## 二、分期诊断

确诊为癌症后的下一步重要工作是评估病变范围，即分期诊断。分期诊断有两个目的，即提示治疗的纲要和估计预后。分期以解剖学为基础，反映病变的大小和扩散方式。制定统一和规范的分期标准，有利于判断预后，有利于制定治疗方法，有利于人们在同一标准下选择患者进行临床试验，评价疗效及进行学术交流。

常用的分期方法有两类。一类是临床分期法，即分为0、Ⅰ、Ⅱ、Ⅲ、Ⅳ期。临床分期法主要是根据大量病例研究及随访结果，按患者的生存率进行归类分期。另一类是TNM分期。T代表局部肿瘤，N代表区域淋巴结，M代表有无远处转移。TNM分期即确定局部肿瘤的大小（T）、有无区域淋巴结转移及转移的程度（N）、有无远处转移（M）。20世纪40年代，肿瘤分期一般分为局限型、区域型和远处转移型，长期追踪已显示这种分期方法的优点。TNM分期是在此基础上建立和完善的，详细描述了肿瘤的病变范围，又可分为临床TNM分期（CTNM分期）和病理TNM分期（PTNM分期），后者比前者在评估预后及指导治疗方面更有价值。肿瘤大小与淋巴结转移及远处转移密切相关。

## 三、诊断方法

用于肿瘤诊断的方法包括内镜、影像学、生化、肿瘤标志物、细胞学、病理学、免疫组织化学等。其中组织病理学检查是确诊癌症的最可靠方法。

（一）影像学检查

1. X线检查

该检查的基本技术包括X线平片、体层摄影、造影检查。其中X线平片检查是X线检查最基本的方法，它主要适用于具有良好、自然对比部位的检查，如胸部平片。体层摄影用于进一步检查胸片上的异常影像，如显示肿瘤病灶的层面。脑、脊髓、消化道、泌尿系统的肿瘤则需要造影检查。造影检查也用于血管和淋巴系统显影检查。X线胸片检查是诊断肺部肿瘤的首选方法，必要时结合体层摄影，可对大多数肺部肿瘤做出较准确的判断。

2. 计算机断层扫描术（CT）检查

CT检查的最大特点是能直接检查出许多实质器官内部的肿瘤。CT检查还能显示器官的轮廓、形态、病变范围、病灶与邻近器官的关系。CT检查在癌症诊断、分期、预后判断、设计放射治疗计划、治疗后随诊等方面，占有重要地位，该检查主要是依据组织密度变化及解剖结构变化等情况做出判断。螺旋CT检查可减少扫描时体内器官移动所造成的影像误差，保持影像的连续性。

（1）颅内肿瘤。CT扫描是脑瘤诊断的常用方法。多数脑瘤的密度与正常脑组织的密度有差异，CT扫描可以观察肿瘤的部位、数目、大小、坏死、肿瘤周围组织水肿等情况。

（2）头颈部肿瘤。CT扫描检查在诊断眼、眼眶、鼻、鼻咽、鼻窦、喉肿瘤方面有较好的优势，其高分辨力可以显示肿瘤的部位、大小、周围软组织及骨受侵犯的情况。

（3）胸部肿瘤。与普通X线胸片相比较，CT扫描在诊断纵隔肿瘤方面有较好的优势，它可以显示纵隔的全貌。胸部CT扫描用于检查普通X线胸片难以观察到的肿瘤，如奇静脉、食管旁、心后区、脊椎旁、气管腔内等部位的小肿瘤。CT扫描检查可以观察到肿瘤的大小、肿瘤是否侵犯胸膜、肺门淋巴结、纵隔淋巴结等。

（4）腹部肿瘤。CT扫描对于腹部空腔脏器的显示效果不佳，但对实质性脏器的显示效果较好，如肝脏、胰腺、肾脏、腹膜后淋巴结。腹部CT扫描的优点是可以在同一断面显示多个脏器，了解多病灶与周围组织的关系。

（5）盆腔肿瘤。盆腔内组织结构复杂，普通CT图像分析较困难。在膀胱、阴道、结肠直肠内充填造影剂，能较清楚地显示盆腔内是否有肿瘤病变、病灶的部位、范围及与邻近器官的关系。

3. 磁共振成像（MRI）检查

MRI检查诊断肿瘤的原理是基于核内磁性变化，经模数转换及图像处理而形成直观的图像。与CT比较，MRI检查的主要优点有：①可以显示机体任何解剖截面的图像，可多层面直接成像，可更直观地了解肿瘤病变范围、起源和侵犯的结构，对肿瘤定位、定性提供重要帮助。②对比度高。CT只有一个成像参数，即X

线吸收系数，而MRI成像参数及成像方法较多，软组织对比度明显高于CT，对软组织及淋巴结转移灶的显示能力强。③检查时无机械性及放射性损伤。④无骨伪影干扰，靠近骨骼的病变同样可清晰显示。目前MRI检查的空间分辨力不及CT扫描。MRI检查中移动伪影、金属干扰等问题尚未得到较好的解决。造影剂可增强不同组织间MRI信号的差别，使图像的分辨力增强，缩短检查时间。MRI血管造影剂或非造影剂增强的灌注成像、弥漫成像技术可用于肿瘤血管显示，这些技术可以提高肿瘤诊断和鉴别诊断的水平。

MRI光谱检查是无损检查活组织生化成分的新方法。检查时患者的身体或躯体的层次可分为一组小方块，然后通过对MRI信号单元的局部强度进行观察，可获得比常规MRI影像更为清晰的图像。在提供组织生化信息时还可以定位，从而使获得的信号不仅能反映它来自患者头部的哪处组织，还能表明信号是来自脑瘤还是正常脑组织，有助于判断肿瘤的良恶性特性、恶性程度。实验表明，光谱与氧含量值明显相关。MRI光谱对预测肿瘤预后和患者治疗的反应有帮助，估计可减少约25%效果不大的癌症放射治疗、化学治疗。MRI光谱检查对鉴别软组织肉瘤的良性与恶性的灵敏性为100%，特异性为93%。

4. 核医学

核医学显像诊断癌症的手段分为两大类：一类是普通的放射性核素扫描，如骨扫描、甲状腺扫描；另一类是放射免疫显像。这两类方法都是将放射性核素注射或口服入体内，间隔一定时间，待放射性核素分布于机体后，利用显像设备获得放射性核素在体内的聚集部位和范围分布等情况。各种器官组织及肿瘤组织对不同的放射性核素的选择性聚集程度存在差异，放射性核素扫描正是利用这种核素分布的差异图像来判断有无病变。放射免疫显像与普通核素扫描不同的是，放射性核素标记在肿瘤相关抗原的特异性抗体上，这样肿瘤组织局部的放射性聚集程度将可能明显超过正常组织。放射免疫显像更有利于显示肿瘤病变，提高肿瘤诊断的灵敏性、特异性和准确性。

5. B型超声波检查

超声波检查技术诊断肿瘤已有较长历史，近年该技术有了显著的进步。B型超声波全面普及，B型超声波诊断仪的探头及成像技术有了质的飞跃。超声三维图像诊断仪、C型超声扫描、F型超声扫描、超声CT及超声全息装置等技术已处于积极探索研究阶段。超声波诊断属于无损伤性检查，检查费用较经济。超声波检查对肝脏、胸腔积液、腹水、子宫附件、前列腺等部位的诊断具有优势，鉴别实质性、液性及气体性肿块的准确性高。

常用的B型超声波仪有线阵超声实时成像仪、扇形超声实时成像仪、彩色多普勒超声诊断仪。B型超声波检查前患者及医生需要进行一定的准备工作。准备工作包括：①根据病史、体格检查结果明确需要检查的部位和脏器。②肝、胆、胰、胃等器官应在空腹状态下检查，以便在脂肪餐试验或饮水后了解其变化。③膀胱、前列腺、子宫、卵巢等器官检查前，应让膀胱充盈。④腹部检查前应先排便，必要时应灌肠进行清洁。

（1）超声波检查对各器官组织肿瘤的诊断价值

第一，颅内肿瘤。超声波检查可以了解大脑中线位置、天幕上的占位性病变、肿瘤与血流的关系。超声波检查颅内肿瘤的价值远不及CT或MRI扫描。

第二，眼及眼眶肿瘤。超声波检查可以清晰显示眼球及眶内组织，了解肿瘤与视神经、眼肌及眶骨之间的关系。

第三，甲状腺肿瘤。超声波检查可以迅速鉴别甲状腺肿块是囊性还是实质性占位性病变。

第四，唾液腺肿瘤。超声波检查可以清晰地显示腮腺和颌下腺的形态轮廓，分辨肿块与腺体的关系。

第五，乳腺肿瘤。对于乳汁潴留性乳房肿块，超声波诊断较准确，但对慢性乳腺炎及早期乳腺癌的鉴别诊断尚有一定困难。

第六，纵隔肿瘤。超声波检查对上、前纵隔的肿瘤的诊断有一定价值。

第七，肺部肿瘤。超声波对肺部肿瘤探测的价值不大。

第八，胸膜。超声波检查对胸腔积液及胸膜肿块的诊断及定位价值较高。

第九，肝脏肿瘤。超声波是检查肝脏占位性病变的首选方法。该方法能显示直径小于1 cm的肝占位性病变，迅速鉴别囊肿、多囊肝、肝血管瘤、转移性肝癌等肝脏的占位性病变。

第十，脾脏肿瘤。超声波可探测脾脏的大小，检查有无占位性病变。

第十一，胆囊肿瘤。超声波对早期胆囊癌的诊断价值高，检查可以显示胆囊的形态、大小及收缩功能。

第十二，胰腺肿瘤。胰腺肿瘤检查常首选超声波检查。检查时应注意，肿块直径小于2 cm时，经腹壁探查可能误诊。

第十三，胃肠道肿瘤。超声波探查对于胃肠道肿瘤的诊断价值不如钡餐及内镜检查，但腔内超声检查对胃肠道肿瘤的诊断有实用价值。

第十四，肾脏肿瘤。超声波检查是肾脏肿瘤诊断的首选方法，它可以从肾脏的冠状面、矢状面、横切面三个切面检查，该检查对于鉴别肾占位性病变的性质有较高的准确性，但对较小的肾实质性肿瘤的诊断尚有一定的困难。

第十五，肾上腺肿瘤。首选超声波检查。该检查可能发现直径小于1 cm的肿瘤。

第十六，膀胱肿瘤。超声波检查可以探测膀胱肿瘤的大小、部位、有无蒂等情况。但是，如果膀胱壁上的肿块呈扁平状，而且直径小于0.5 cm，经腹壁探测就不容易准确诊断。

第十七，男性生殖器肿瘤。超声波经腹壁及会阴部探查，可以较好地了解前列腺情况。超声波检查睾丸肿块，可以鉴别睾丸肿大是积液还是实质性肿块，但对结核和癌症的鉴别较为困难。

第十八，女性生殖器官肿瘤。超声波检查是子宫、附件的首选检查项目。超声波检查可以显示子宫壁、子宫内膜、卵巢的占位性病变，并可了解肿块的密度。

第十九，腹膜。超声波可以探测腹膜有无占位性病变，诊断腹水的准确性高于其他检查项目。

第二十，腹膜后肿瘤。超声波检查可用于探测腹膜后肿大淋巴结及腹膜后肿块，鉴别腹腔与腹膜后肿块。

（2）腔内超声探测

普通B型超声波检查对胃肠道等空腔脏器的肿瘤，尤其是肿块呈扁平状、体积小的肿瘤难以探测。近年，超声探头的研究有了较大的革新，各类腔内探头相继问世，如超声食管、胃肠、膀胱、阴道、宫腔、腹腔、血管、输尿管、输卵管内探头。这些腔管内探头可以直接置于上述器官的内壁上进行探测，它不仅可以探测出经体外方式难以探出的早期癌症，还可能了解癌症浸润深度和范围，同时还可以引导直接活检，使内镜检查和活检一次完成。腔内超声检查已逐渐开始广泛应用于配合内镜或手术中病变的探测检查。内镜超声检查技术将是空腔脏器病变诊断检查技术发展的方向。

（3）介入性超声

介入性超声技术是指在实时超声监视引导下，经皮肤把穿刺针或导管置入预定的部位，进行穿刺活检抽吸检查、插管引流、注药造影、化学治疗或放射治疗等操作。超声检查引导下，细针穿刺诊断早期小肝癌是介入性超声诊断技术成功的典范。

（4）术中超声

手术中进行超声波检查，主要用于术中肿瘤定位检查。探查手术直视下看不见、触摸不到的脏器深部肿瘤，了解肿瘤侵犯的范围、血管内有无瘤栓、周围淋巴结受累等情况，以利于手术穿刺活检或其他治疗的进行。

（5）超声声学造影

超声声学造影技术在临床应用不多，如胃声学造影、大肠灌水造影、过氧化氢溶液肝脏造影、过氧化氢溶液子宫输卵管造影等技术。

（6）彩色多普勒技术

彩色多普勒技术技术检查可以代替血管造影的一部分作用。彩色多普勒技术检查对肝脏占位性病变的诊断和鉴别诊断有较大的帮助。肝癌患者在肝动脉栓塞治疗后，定期行彩色多普勒技术检查，可以监测病情变化。例如，肝癌患者进行栓塞治疗后，经彩色多普勒技术检查发现被栓塞后的肿瘤血管重新开放，则提示癌症复发。

6. 介入放射学

介入放射学是在放射诊断学基础上发展起来的新学科。该技术包括肿瘤介入诊断和治疗两方面内容。介入放射学用于肿瘤诊断的技术包括经导管动脉造影、在影像诊断设备引导经皮肤穿刺活检术。介入技术用于肿瘤诊断的创伤性微小，定位准确。

7. 患者档案交流系统（影像存储与传输系统，PACS）

经计算机处理把患者的核医学功能影像与CT或MRI的解剖影像合二为一，成为单一的、既有功能又有解剖的影像。

（二）内镜检查

内镜检查在癌症诊断中占有非常重要的地位。内镜检查不仅可以直接窥视许多体内腔及孔隙部位的癌前病变及癌肿，还可以取活检，以便组织病理学检查确诊。内镜的发展经历了硬式内镜、纤维光导内镜、电子纤维光导内镜三个阶段。内镜与超声波、微波、激光等高新技术结合，有利于进一步发挥内镜检查在肿瘤诊断中的作用。目前，内镜超声波检查技术已逐渐成熟，并且已逐渐广泛应用于消化道肿瘤诊断及消化系统肿瘤的术中探查诊断。

常用的内镜种类有纤维鼻咽镜、喉镜、支气管镜、纵隔镜、食管镜、胃镜、结肠镜、直肠镜、胆管镜、阴道镜、宫腔镜、输卵管镜、肾盂输尿管镜、膀胱尿道镜等。内镜在消化系统、呼吸系统、女性生殖器、泌尿系统、耳鼻喉等部位肿瘤的诊断中常用。在进行消化道及支气管内镜检查时，应注意严格掌握适应证和禁忌证。如果患者病情危重，预计难以耐受检查，可能发生大出血、合并明显感染、心肺功能严重障碍或有穿孔迹象，都不宜进行消化道或支气管内镜检查。

## 四、细胞病理学及组织病理学诊断

### （一）细胞病理学诊断

细胞病理学检查技术是癌症普查和诊断的重要手段。细胞病理学检查不能取代组织病理学检查。细胞病理学检查有较高的可靠性，而且技术简单易行，因此细胞病理学检查是癌症定性诊断的方法之一。细胞病理学检查方法依据取材方式分为两类。

1. 脱落细胞学检查

脱落细胞学检查取自然脱落细胞，或用刮片法、刷片法取附着于黏膜表面的脱落细胞，进行细胞学检查。可获得自然脱落细胞的标本，包括尿、痰、脑脊液、胸腔积液、腹水等。用刮片法、刷片法可获得脱落细胞的部位包括宫颈和支气管。脱落细胞学检查诊断恶性肿瘤取得成功的例证是宫颈癌普查和早期诊断，该检查的阳性率在90%以上。脱落细胞学检查对食管癌、肺癌、鼻咽癌、膀胱癌的诊断阳性率也较高。脱落细胞学检查还用于癌前病变和癌症普查及诊断。

2. 非脱落细胞穿刺取材细胞学检查

非脱落细胞穿刺取材细胞学检查是经穿刺抽取细胞，或从手术切除的新鲜组织表面印片，进行细胞学检查。不少患者对穿刺术有顾虑，他们担心穿刺术会促使癌细胞扩散、转移。一般来说，用细针进行穿刺是安全的。

### （二）组织病理学诊断

组织病理学诊断是目前肿瘤诊断最可靠的诊断依据。一旦怀疑患恶性肿瘤，就应该尽可能取活体组织标本，送组织病理学检查。活体组织病理学检查一般常规做石蜡包埋切片及苏木精-伊红染色（HE染色）检查。快速切片主要用于手术中病理学会诊，以便决定手术治疗的方式和切除范围。快速切片的准确性低于常规石蜡切片。术中做了快速切片检查进行诊断，术后仍需要做常规石蜡切片检查确诊。组织病理学检查虽然是肿瘤确诊最可靠的手段，但是该检查本身还有一些局限性。在标本的取材部位、取材方式、标本固定、包埋、制片、阅片等步骤中，任何一处工作不当，都可能影响组织病理学检查的准确性。在临床上，如果遇到病理学诊断与临床不相符的情况，应该及时与病理学诊断医师联系，共同商讨，必要时应重新取材送检。

（三）特殊病理学检查

对于一些常规石蜡切片及光学显微镜病理学检查难以确诊或需要深入研究的病变，可以考虑进行免疫组织化学等特殊检查。

1. 免疫组织化学检查

免疫组织化学检查简称免疫组化法。免疫组织化学技术在近20年来发展迅速，目前该技术已广泛用于临床肿瘤病理学诊断，主要用于肿瘤的鉴别诊断、功能分类、病因研究、组织学起源和发病机理的研究。

对于普通光学显微镜下难以确诊的某些肿瘤，免疫组织化学具有重要的鉴别诊断价值。例如：怀疑恶性淋巴瘤时，可用白细胞共同抗原（LCA）和非淋巴细胞标志物（如CK、EMA、CEA、Desmin、$\beta_2$-MG、NSE、S-100）等进行鉴别；腺癌可用癌胚抗原（CEA）免疫组化法鉴别；鳞状细胞癌可用鳞癌相关抗原（SCC）免疫组化法鉴别。

应用免疫组织化学法可以对一些肿瘤进行组织及功能学分类。例如，根据恶性淋巴瘤的细胞起源，分为T淋巴细胞（T细胞）和B细胞两大类型，并对淋巴细胞的系列亚型进行分类。

免疫组织化学检测还可以为目前进展迅速的分子靶向治疗提供个体化治疗的重要依据。例如，对B细胞淋巴瘤的CD20检测、乳腺癌等上皮细胞性实体瘤的Her-2检测等，均有利于指导临床选择个体化分子靶向治疗。

2. 电子显微镜

电子显微镜可以观察肿瘤细胞的细胞器、分泌颗粒、细胞表面结构、细胞核等超微结构。观察肿瘤的超微结构，对疑难病例的诊断和鉴别诊断有帮助。目前，电子显微镜检查仍未被作为常规检查手段，它主要用于肿瘤的基础研究。

3. 自动图像分析

自动图像分析技术可以分析细胞核的核面积、核DNA含量、核与细胞面积之比、肿瘤细胞与间质之比、间质中微血管数目。自动图像分析技术是对肿瘤病理分片组织进行形态定量研究和细胞核DNA含量测定，可用于良性肿瘤与恶性肿瘤的鉴别诊断，也可用于研究肿瘤的分化程度等生物学行为。

4. 流式细胞分析

流式细胞分析技术是现代分析细胞学的主要方法之一。该技术检查可定量测定细胞核内DNA的含量、细胞周期分布及周期调控物等多种参数。流式细胞分析技术不仅用于肿瘤细胞学的基础研究，还用于肿瘤早期诊断、治疗后的病情监测。流式细胞分析仪能从1000万个白细胞中检出一个癌细胞，用于检测血液或骨髓标本中是否含有癌细胞，如乳腺癌、白血病及骨髓移植。应用流式细胞分析仪检测癌组织S期细胞有助于肿瘤预后的判断。

5. 聚合酶链反应（PCR）

PCR是一种体外扩增特异DNA片段的酶学方法，又被称为"体外基因扩增法"。PCR技术可以快速、简便、灵敏、特异地将DNA特定序列的单个拷贝扩增至百万倍，因此它是检测微量DNA的灵敏手段。PCR技术对所扩增的基因进行分析，可以鉴别基因突变、易位、病毒致癌基因、癌基因、抑癌基因等。这些分析对肿瘤的诊断、预后判断、癌变机制的研究都有很重要的意义。

6. 原位杂交

原位杂交技术应用标记的DNA或RNA为探针，对组织细胞中的特定DNA、mRNA及其产物的表达进行定位和定量检测。该技术检测特异性强，准确性高，目前已应用于肿瘤临床（如对乳腺癌Her-2基因的检测）。

# 第三节　肿瘤治疗

## 一、手术治疗

手术治疗是恶性肿瘤治疗的主要手段之一。手术治疗除了可以作为肿瘤的主要治疗手段，还可以作为肿瘤诊断及分期的工具。手术治疗适用于治疗某些癌前病变，以防止病变恶变。

（一）用于肿瘤诊断与分期

活检手术或探查手术是用于肿瘤诊断和分期的主要手术方式。活检手术一般是在局部麻醉下切除小块肿瘤组织并进行组织病理学检查。原发部位不明的颈部淋巴结转移癌也可进行转移癌的活检手术。探查手术、剖腹探查术可了解肿瘤的病变部位、范围，并可活检取材，以明确诊断。肿瘤切除或根治手术不仅能切除肿瘤，而且还能进行手术分期。在手术探查后，根据肿瘤侵犯的程度、淋巴结转移及远处转移进行的分期为手术分期。术后病理分期是根据术后组织学检查原发灶的侵犯程度和转移情况进行病理分期。手术分期较临床分期准确性高，较术后病理分期更为可靠①。

1. 治疗原则

外科治疗的目的是彻底切除肿瘤，争取达到治愈。手术时要考虑患者的一般情况、手术对正常生理功能的影响程度、手术的复杂性和本身死亡率，以及麻醉的选择。除应掌握外科的理论及基本操作技术外，还应熟悉肿瘤的治疗办法，设计个体化手术治疗方案，以达到最佳效果。正确地选择切除范围及手术方式十分重要，注意手术后肿瘤控制与功能损伤的关系，力争保留正常组织器官的外形及功能，争取在达到根治目的同时，提高患者的生存质量。

恶性肿瘤的手术特点与其他手术不同，操作不当可能造成肿瘤的扩散，这与肿瘤本身的生物学行为及机体免疫状态相关。探查操作应轻柔，减少局部挤压。切除时用纯性分离，采用电刀切除，减少出血，减少血道及局部种植性转移。手术操作时，在创面及切缘用纱布垫保护正常组织，在允许的情况下切除范围要充分，包括全部肿瘤病灶及病变周围一定的正常组织。若有血液污染，应勤换器械，在手术期或吻合创面前给予抗癌药物冲洗创面，可降低复发的概率。

2. 手术方式

（1）良性肿瘤的手术治疗

需要手术治疗的常见良性肿瘤包括表皮样囊肿、脂肪瘤、纤维瘤、甲状腺腺瘤、乳腺纤维腺瘤、子宫肌瘤、神经鞘瘤、多形性腺瘤等。大多数良性肿瘤有完整的包膜，呈局部膨胀性生长，无明显全身症状。手术治疗应将肿瘤及包膜完整切除，不宜进行肿瘤部分切除术，以免出现肿瘤复发。术后一定要进行组织病理学检查，以避免将恶性肿瘤及良性肿瘤恶变误诊为良性肿瘤，而延误患者进一步诊治。

---

① 刘向阳. 肿瘤的外科治疗（上）[J]. 中国医刊，2003（05）：9-11.

（2）恶性肿瘤的手术治疗

恶性肿瘤具有浸润性和扩散性的生物学特征，不同类型的肿瘤临床表现亦不同。有的发展缓慢，有的发展极为迅速。虽然类型相同，但癌细胞分化程度不同，有的局部生长快，甚至在早期出现远处转移情况。手术方式的选择应根据个体情况而定。

第一，原发灶切除术。实质性肿瘤病变局限于原发部位或病灶仅累及邻近区域淋巴结的患者，如全身情况允许，均应争取进行原发灶切除术及区域淋巴结清扫术，也就是根治性手术或治愈性手术（如乳腺癌、宫颈癌、胃癌、直肠癌等）。手术范围应根据不同肿瘤生物学特征发展的规律而定。例如：皮肤的基底细胞癌以局部浸润性为主生长，很少有淋巴结转移，故手术切除范围可以较为局限，不必进行对区域淋巴结的清除；恶性黑色素瘤需要做局部广泛性切除术，同时进行区域淋巴结清扫术；胃癌根治术切除范围包括全胃或胃大部分、大网膜、胃大弯、胃小弯、肝门及胃左动脉旁淋巴结。

第二，区域淋巴结清扫术。大多数拟进行根治性手术治疗的患者，除应清除临床上已确诊转移的淋巴结外，还应较为彻底地清除区域内未确诊转移的淋巴结。注意临床检查及影像学检查未发现肿大淋巴结、清扫术后病理检查可能发现淋巴结转移的情况。

第三，姑息性手术。其主要目的是减轻疼痛、梗阻等症状，以改善生存质量。如消化道肿瘤姑息性手术用于改善肠梗阻及出血。肠造瘘、肾盂造瘘术是肿瘤治疗常用的姑息性手术。体积较大的肿瘤如切除困难，可进行肿瘤部分切除术，以便施行其他抗癌治疗，最大限度地控制手术所残留的癌组织，这种手术称为减瘤手术。如卵巢肿瘤、软组织肉瘤可采用这种减瘤手术方法，通过尽量切除肿瘤组织达到减轻瘤负荷、止痛、止血、解除梗阻症状的效果，并可能改善患者生存质量。姑息性手术还包括肠管吻合转流术、神经阻滞术、血管结扎术等。

第四，局部复发的手术治疗。若首次根治术治疗不彻底，则局部复发概率会增加，导致再次手术困难，减少了根治的机会。应正确估计手术适应证及手术范围，争取使患者获得根治的机会。头颈部癌的局部复发率约为30%，复发者再次手术切除，有一定的治疗效果。宫颈癌、宫体癌手术及放射治疗后有残瘤者再次进行盆腔清除术，5年生存率为20%，如有高位复发及盆腔周围浸润，则不宜再次手术。

第五，转移灶的手术治疗。远处转移的好发部位为肺、肝、骨等。对孤立性转移病灶、原发病灶已经控制，无手术禁忌证，肿瘤生长缓慢等情况，选择手术切除治疗的方式疗效较好。肝脏转移有两种情况，一种是多发性转移灶，另一种是治疗后出现小的孤立性转移结节，后者可选择手术治疗。转移灶广泛者，或就诊时为孤立转移灶、但病变易发生转移者，不宜进行手术切除。脑转移一般不宜首先进行手术治疗。内分泌腺体切除，也可使某些肿瘤得到缓解或减少复发，如乳腺癌行卵巢去势术。

3. 外科的急症处理

外科急症手术用于处理某些癌症患者的危急症，如喉癌、甲状腺癌压迫气管时进行气管切开术，贲门癌大出血时可切除或结扎通向肿瘤的血管，达到止血目的。鼻咽癌大出血不止时可进行颈外动脉结扎术。

（二）用于肿瘤预防

手术治疗用于肿瘤预防表现为降低某些疾病在发展过程中转变为恶性肿瘤的危险性。例如：隐睾常有发展为睾丸癌的危险；溃疡性结肠炎可发展为结肠癌；外阴白斑也有发展为外阴癌的可能。如果通过手术及时解决这些病变，可防止恶性病变的发展。

## 二、放射治疗

肿瘤放射治疗已有近100年的历史。随着经验的积累、放射治疗设备的不断改进，以及放射物理学、放射生物学、肿瘤学等学科的发展，放射治疗在肿瘤治疗中的作用和地位日益突出。放射治疗已成为恶性肿瘤的主要治疗手段之一，有60%～70%的肿瘤患者在病程的不同时期因不同目的需要进行放射治疗。

（一）放射治疗的物理学基础

放射治疗的电离辐射包括电磁波辐射和粒子波辐射。临床用于放射治疗的电磁波主要是X射线和γ射线。这两种射线具有相同的特性，只是它们所产生的方式和能量不一样。X射线由X线治疗机和各类加速器产生，γ射线是由放射性同位素射出的粒子波，包括电子束、质子束、中子束、α粒子、负π介子及其他重粒子。X射线和γ射线都是低传能线密度辐射（低LET辐射），中子和α粒子是高LET辐射。高LET辐射与低LET辐射的生物学效应有所不同。

（二）放射治疗生物学基础

1. 射线的生物学作用

辐射可以直接或间接损伤细胞DNA分子。一个细胞吸收任何形式的辐射线后，射线都可能直接与细胞内的结构发生作用，引起生物学损伤，这种损伤在高LET射线治疗时明显。用X射线和$\gamma$射线等低LET射线治疗时，间接损伤作用更明显，约1/3的损伤是由直接作用所致，其余2/3的损伤是由间接作用所致。直接作用是射线对DNA分子链作用，使其出现氢链断裂、单链或双链断裂及形成交叉链。间接作用是射线对水分子（大多数细胞含水量约为70%）电离，产生自由基，自由基再与生物大分子相互作用，最后作用于DNA链，组织实际吸收放射线的能量很少，主要是引起放射生物学效应。电离辐射所引起的潜在损伤是由能量传递产生大量化合物并引起生物学损伤等间接作用所致。

放射生物学研究和评价肿瘤细胞放射后存活的标准，是细胞是否保留增殖能力。丧失增殖能力、不能产生子代的细胞称为非存活细胞；而保留增殖能力、能产生子代的细胞称为存活细胞。用细胞存活曲线可以反映照射剂量与细胞存活数目之间的关系。线性二次方程模式所反映的放射生物学效应，除了考虑照射剂量，还应考虑影响细胞存活的其他因素。肿瘤组织和急性反应组织的$\alpha/\beta$值较大，一般在10 Gy左右，晚反应组织的$\alpha/\beta$值较小，一般在1.5～4 Gy。放射敏感肿瘤的$\alpha/\beta$值高于放射抗拒性肿瘤的$\alpha/\beta$值。$\alpha/\beta$值低的肿瘤对分次治疗剂量和剂量率的依赖性高于$\alpha/\beta$值高的肿瘤。

2. 放射治疗的4个"R"

放射治疗后肿瘤细胞的存活曲线受乏氧细胞再氧合（reoxygenation）、亚致死损伤细胞的修复（repair）、细胞周期的再分布（reassortment）、细胞再增殖（repopulation）4个"R"的影响。

（1）乏氧细胞再氧合

氧在放射治疗中的作用已受到肯定。氧在辐射产生自由基的过程中扮演重要角色。氧在足够的状态下产生放射增敏作用，氧压低于2.67 kPa（20 mmHg）时，细胞将明显避免放射性损伤。大多数正常组织的氧压为5.33 kPa（40 mmHg），因此不能保证避免出现放射性损伤。肿瘤组织常有供血不足及乏氧细胞比率高的问题，其乏氧细胞比率为1% ~ 50%。氧含量与细胞远离血管的距离相关，直径为150 ~ 200 μm的毛细血管组织，氧压为0，细胞将死亡。在氧充分区与乏氧坏死区之间的区域，氧的浓度足以使细胞增殖，但不足以使细胞避免放射损伤，这是肿瘤放射治疗后再生长及复发的常见原因之一。放射治疗过程中，由于会出现肿瘤缩小、乏氧细胞与毛细血管的距离缩短、氧消耗减少等变化，原来乏氧的细胞可能获得再氧合的机会，从而增加其对放射治疗的敏感性。

（2）亚致死损伤细胞的修复

细胞在受到辐射时，可能出现亚致死损伤，在给予足够时间、能量及营养的情况下，其亚致死损伤可能得到修复。亚致死损伤修复与临床放射效应、分割照射及剂量率有关，肿瘤组织与正常组织的修复能力相比有差异，肿瘤组织及早反应组织与晚反应组织的修复能力相比有差异。

（3）细胞周期的再分布

肿瘤细胞周期分布与肿瘤治疗及预后密切相关。细胞周期中对放射治疗最敏感的是M期细胞，$G_2$期细胞对射线的敏感性接近M期，S期细胞对射线的敏感性最差。对于长$G_1$期的细胞来讲，$G_1$早期对射线的敏感性差，但$G_1$晚期则对射线较为敏感。不同周期细胞对射线的敏感性差异与细胞氧合程度无明显关系。据研究，不同周期细胞内自由基清除剂的含量有差别，这种天然的放射保护剂在S期含量最高，接近M期含量最低。照射后M期细胞数目明显减少，$G_2$期细胞的比例增加。$G_2$期细胞增加的时间和程度与照射剂量及射线的质相关。

（4）细胞再增殖

分次放射治疗期间，皮肤黏膜等正常组织对损伤的反应可表现为非活性状态的干细胞复活，细胞增殖周期缩短，这种增殖对减少正常组织放射性损伤有益。对于肿瘤组织，射线使细胞分裂比治疗前更快，故称为加速增殖。为补偿加速增殖对放射治疗造成的影响，需要延长疗程并增加总照射剂量，才能达到相同的治疗效果。细胞再增殖及加速增殖、临床放射治疗中总疗程明显超过标准时间、因急性放射反应中断导致放射治疗时间过长等情况，都可能影响放射治疗的疗效。

3. 时间、剂量、分次治疗

人们使用的每周5次照射的标准分次放射治疗方法，很大程度上是基于20世纪二三十年代临床放射治疗的经验所制定。当时人们发现，X线治疗在不对皮造成明显损伤的情况下，进行单次照射不能达到治疗作用，但进行分次治疗，则可在不出现严重皮肤反应的情况下达到治疗作用。20世纪60年代，人们用放射生物学的试验结果来解释分次治疗的作用。分次照射可以允许分次治疗期亚致死损伤的正常细胞修复和增殖，并使乏氧的肿瘤细胞再氧合，肿瘤细胞周期再分布，从而使正常组织修复，使肿瘤组织的损伤增加。然而，这种推论存在许多疑问，分次照射时肿瘤在再氧合的同时能否避免再增殖及修复等问题尚无法准确评估。在放射治疗中，照射剂量、时间及治疗次数对组织造成的生物学作用相互依赖并相互影响。实际上，临床常用的分次照射方案大多是基于大量临床经验、减轻急性放射反应及工作习惯而设计的，还缺乏令人信服的放射生物学研究依据。研究超分割照射、加速分割照射及少分割照射等不同的剂量、时间及分割照射方案，虽然积累了不少经验，但尚未取得突破性进展。

4. 放射增敏剂及放射保护剂

多年来，为提高肿瘤组织对射线的敏感性和正常组织对射线的耐受性，人们一直在研究寻找肿瘤放射增敏剂和正常组织放射保护剂。研究的放射增敏剂主要有MISO、R0-03-8799、顺铂、羟基脲等。研究的放射保护剂主要有WR2721、低氧吸入等。理想的放射增敏剂应在不增加正常组织毒性反应及放射敏感性的情况下，选择性作用于肿瘤细胞，明显提高其放射敏感性。理想的放射保护剂则应在不增加肿瘤对射线抗拒性的前提下，选择性作用于正常组织，明显提高其放射耐受性。目前，还未研究出理想的放射增敏剂和放射保护剂。

（三）放射治疗计划

精心制订放射治疗计划的目的是有效控制肿瘤，保护正常组织。在制订放射治疗计划时，应考虑多方面因素。在制订放射治疗计划之前，首先要明确拟行放射治疗的目标。根治性治疗应尽可能使放射治疗达到控制肿瘤的目的，尽量减少周围正常组织受量，避免出现严重的放射并发症；姑息性治疗应以减轻患者痛苦及提高生存质量为主要目的。

制订放射治疗计划时，需要尽可能精确地了解肿瘤的体积及治疗靶区，了解照射范围内有无放射敏感的重要组织器官。对靶区和毗邻重要器官定位是制订放射治疗计划的重要步骤。X线模拟机是经济实用的定位设备。在条件允许的情况下，采用CT等现代影像扫描技术定位及三维重建技术效果更好。

在制订放射治疗计划时，要根据具体情况选择射线的种类及能量、机器治疗床的角度、射野位置及大小、是否需要用楔形板等。计算剂量分布是制订放射治疗计划的重要内容，在了解照射剂量分布情况的基础上，可根据患者的具体情况调整并优化个体化治疗方案。

照射剂量是放射治疗计划中需要考虑的重要因素。肿瘤控制率与放射治疗剂量水平相关，控制肿瘤所需的照射剂量与肿瘤病灶大小相关。一般来说，在对鳞状细胞癌和腺癌进行放射治疗时，亚临床肿瘤病灶（肿瘤细胞数为$10^6$时）照射45~50 Gy，肿瘤控制率在90%以上。临床可触及的T期肿瘤需要照射60 Gy，$T_4$期肿瘤则需要照射75~78 Gy。不同体积肿瘤需要不同剂量照射，缩野照射技术就是根据这种概念而设计的。肿瘤周边区肿瘤细胞数目少，所需剂量较低，针对肿瘤中心区缩小照射野，追加剂量照射，可以更好地控制肿瘤，避免周围正常组织接受高剂量照射。近年来开展的适形的立体定向放射治疗技术，对于针对靶区追加剂量照射，是较理想的缩野照射技术。另外，如前文所述，除考虑总剂量外，还要考虑分次剂量和治疗时间问题。

近年，逐步广泛使用的治疗计划计算机辅助系统为临床制订放射治疗计划提供了极大的方便。利用该系统，可以在精确定位和三维重建组织器官的基础上，设计射野、射束入射方式，进行剂量分布、肿瘤及重要器官受不同剂量水平照射的体积等一系列复杂的计算工作。对于邻近重要组织器官的局限性肿瘤，采用适形的立体定向放射治疗技术，可以在尽可能减少正常器官受照射剂量的基础上，保证肿瘤靶区得到理想的剂量分布。总之，精心设计个体化放射治疗计划，并将计划贯穿整个治疗过程，是提高放射治疗质量的必要保证。

国际辐射单位与测量委员会（ICRU）在38号文件中建议，在进行妇科癌腔内治疗时，应描述如下内容：①治疗技术，包括放射源、点源模拟线源的方式、施源器类型；②总参考空气克马率；③参考体积；④参考点吸收剂量，包括膀胱、直肠、盆壁参考点剂量；⑤时间剂量率。

1993年ICRU在50号文件中建议，体外照射应详细描述和报告如下内容：肿瘤体积、临床靶体积、治疗计划体积、治疗体积、照射体积、剂量参考点、处方剂量、靶体积的剂量分布、具体所采用的照射技术、重要危险器官受照射体积及剂量、热点剂量。

（四）放射治疗临床应用

放射治疗既可作为根治某些恶性肿瘤的单一手段，也可作为综合性根治某些肿瘤的综合性治疗手段，还可作为肿瘤姑息性治疗的手段用于临床。

1. 根治性放射治疗

肿瘤根治性放射治疗需要具备的基本条件有三点。一是肿瘤对射线中度或高度敏感；二是肿瘤病灶相对局限；三是肿瘤周围正常组织对射线的耐受性较好。已证实，病变局限的鼻咽癌、宫颈癌、声带癌、舌癌、皮肤癌、乳腺癌等恶性肿瘤可经过单纯放射治疗或配合保守性手术达到根治效果。

2. 综合性治疗

放射治疗与手术或化学治疗综合性治疗可能提高部分患者的疗效。术前放射治疗可杀灭肿瘤周围亚临床灶，缩瘤并提高切除率，减少术时播散危险。术后放射治疗用于控制术后残留病灶，提高根治机会。术中放射治疗用于在保护正常组织的情况下治疗手术难以切除的病灶。放射治疗与化学治疗综合应用于恶性淋巴瘤等肿瘤的治疗，可能提高肿瘤控制率。

3. 姑息性治疗

放射治疗常用于晚期恶性肿瘤的姑息性治疗，以减轻患者的痛苦，提高生存质量，并可能延长部分患者的生存时间。例如，姑息性放射治疗用于骨转移、脑转移等晚期病变的治疗，疗效肯定，不良反应较轻。

## 三、化学治疗

化学治疗是恶性肿瘤的主要治疗手段之一。近代化学治疗学始于20世纪40年代，有少数白血病及淋巴瘤患者经氮芥或氨甲蝶呤治疗，病症取得了短暂的缓解，从此揭开了肿瘤化学治疗的序幕。20世纪五六十年代，先后发现了不少有效药物，如氟尿嘧啶、巯嘌呤、放线菌素D、环磷酰胺等，使肿瘤化学治疗得到了发展。20世纪60年代，儿童白血病和霍奇金病通过联合化学治疗可以治愈，从而证实某些人类肿瘤即使是晚期阶段，也可以通过药物治愈。到了20世纪70年代，更多的肿瘤有了比较成熟的化学治疗方案，有不少肿瘤可以通过化学治疗治愈。辅助化学治疗后达到治愈效果的肿瘤包括乳腺癌、骨肉瘤、软组织肉瘤、大肠癌等。经化学治疗后能达到治愈效果的晚期阶段肿瘤则有滋养叶癌、急性淋巴细胞白血病、霍奇金病、中度和高度恶性非霍奇金淋巴瘤、睾丸癌、急性粒细胞白血病、肾母细胞瘤、胚胎性横纹肌肉瘤、尤因肉瘤、神经母细胞瘤、小细胞肺癌及卵巢癌等。

（一）联合化学治疗

从一系列不同类型的有效化学治疗药物联合用于治疗白血病与恶性淋巴瘤并取得较好疗效开始，即进入了联合化学治疗的时代。联合化学治疗可达成单药治疗无法达到的三个目的：①机体在可耐受的每一种药物的毒性范围内并不减量的前提下被杀灭的肿瘤细胞最多；②可杀灭异质性肿瘤细胞群中更多的耐药细胞株；③预防或减慢新耐药细胞株的产生。

在选择药物用于联合化学治疗时，应遵循以下四条原则。

（1）为获得最佳治疗结果，选择的药物应包括最有活性的药物，这些药物在单药治疗同一肿瘤时能获得部分疗效，如有可能，应优先考虑选用疗效好的药物。

（2）避免主要毒性、作用机理、耐药机理重叠药物的联合，以最大限度地增加剂量强度。

（3）要求采用药物的最佳剂量和用法。

（4）联合化学治疗应按合理的间隔时间实施，在骨髓等最为敏感的正常组织得以恢复的前提下，应尽可能缩短周期间隔时间。因为延长周期间隔时间会降低剂量强度。

大多数的联合化学治疗方案是根据细胞毒性药物损伤骨髓后骨髓功能恢复的动力学所设计的。细胞毒性药物损伤骨髓干细胞池后可在8~10天向外周血输送成熟血细胞。既往未进行化学治疗者，首次化学治疗后的第9~10天，可见白细胞减少，有时也见血小板减少，于第14~18天达最低点，到第21天明显恢复。但曾接受化学治疗或放射治疗者，往往需要到第28天或更长时间方能完全恢复。在骨髓恢复的早期（第16~21天）如再次给药，可在第2周期治疗时产生严重的骨髓毒性。标准剂量的联合化学治疗在无集落刺激因子支持条件下，间歇期应为2周，即首剂用药后的第21天或第28天开始下一疗程的化学治疗，为骨髓提供恢复时间。

（二）化学治疗的临床应用

化学治疗通常用于以下四个方面：①晚期肿瘤的全身诱导化学治疗；②局部治疗（手术、放射治疗）后的辅助化学治疗；③手术前的新辅助化学治疗；④特殊途径化学治疗。

1. 全身诱导化学治疗

全身诱导化学治疗多用于晚期或播散性肿瘤。晚期患者肿瘤多已全身扩散，不再适合手术治疗或放射治疗等局部治疗手段，化学治疗往往是主要的治疗方法。在治疗之初即采用化学治疗，以达到缓解病情、提高生存质量、延长生存时间或治愈肿瘤（绒毛膜上皮癌、睾丸肿瘤、恶性淋巴瘤）等效果。

2. 辅助化学治疗

辅助化学治疗即在有效的局部治疗（手术或放射治疗）后，为防止复发、转移，针对可能存在的微小转移灶进行化学治疗。

3. 新辅助化学治疗

新辅助化学治疗指对可用局部治疗手段（手术治疗或放射治疗）治疗的局限性肿瘤，在手术治疗或放射治疗前使用化学治疗。现已证实，新辅助化学治疗能减少肛管癌、膀胱癌、乳腺癌、喉癌、骨肉瘤及软组织肉瘤的手术范围。

4. 特殊途径化学治疗

（1）腔内化学治疗。治疗癌性体腔积液，包括胸腔、腹腔及心包腔内积液。

（2）鞘内注射。常用于治疗脑膜白血病、淋巴瘤或其他实体瘤的中枢神经系统侵犯。

（3）动脉插管化学治疗。在导管动脉内灌注化学治疗剂可用于治疗头颈肿瘤、颅内肿瘤、肺癌、原发性或转移性肝癌。

# 第二章　内分泌系统肿瘤的病理学诊断

## 第一节　甲状腺肿瘤

### 一、异位甲状腺组织

异位甲状腺组织可发生在甲状腺下降沿线的任何部位（从舌根到正常位置的甲状腺之间），有时可发生在纵隔内。异位甲状腺常见的部位有舌、舌骨上、舌骨下、甲状舌管残留或囊壁内、气管内、喉内、食管内、主动脉、心包或心内等，90%的异位甲状腺组织位于舌底。舌甲状腺是中线甲状腺原基移位失败所致，呈实性或囊性，位于舌底，常造成咽或喉堵塞，亦可发生严重出血。

### 二、甲状腺炎

#### （一）急性甲状腺炎

急性甲状腺炎是少见的一种甲状腺炎，常为急性咽炎和上呼吸道炎的合并症。多数由细菌引起，常见菌种有金黄色葡萄球菌、溶血性链球菌和肺炎球菌。炎症由局部扩散或血行播散至甲状腺。

诊断要点：急性甲状腺炎会导致甲状腺肿胀、压痛，但对甲状腺功能影响不大，甲状腺显现一般急性炎症改变，炎症一般较局限，但亦可扩散至纵隔或破入气管、食管或破至皮肤外。

#### （二）亚急性肉芽肿性甲状腺炎

亚急性肉芽肿性甲状腺炎有不少名称，如假结核性甲状腺炎、亚急性甲状腺炎、肉芽肿性甲状腺炎和DeQuervain甲状腺炎等。病因不明，一般倾向于病毒感染，但电镜下未能找到病毒颗粒。患者主要为中青年女性。临床表现有发烧、甲状腺肿大和压痛等。病变可局限于甲状腺的一部分或累及一侧甲状腺或累及双侧甲状腺。

诊断要点：病变甲状腺肿大，呈结节状，边缘不规则。切面呈黄白色或灰白色，质实，橡皮样。早期病变炎症活跃，部分滤泡破坏而被中性粒细胞替代，形成微小脓肿。随着病程进展，胶质从破裂滤泡中溢出，其周围有组织细胞和多核巨细胞包绕，形成肉芽肿，但无干酪性坏死。间质可含多量嗜酸性粒细胞、淋巴细胞和浆细胞。亚急性肉芽肿性甲状腺炎为自限性，常在数周至数月自然消退。愈合期的特点是滤泡上皮再生和间质纤维化，多核巨细胞和单核细胞逐渐消失，滤泡破坏最严重处有广泛的疤痕形成[①]。

（三）自身免疫性甲状腺炎

1. 桥本甲状腺炎

桥本甲状腺炎亦称桥本病，属于自身免疫性甲状腺炎，多见于中年女性，甲状腺无痛性肿大伴甲状腺功能减退，少数患者在病程中可出现甲状腺功能亢进。

诊断要点：典型的甲状腺双侧对称性肿大，可较正常大4~5倍。表面呈光滑状或结节状，质韧，橡皮样，很少与周围组织粘连。切面呈灰白色或灰黄色，分叶明显，无出血变性或坏死。甲状腺组织内有大量淋巴细胞、浆细胞和巨噬细胞浸润，形成许多生发中心，间质有广泛纤维组织增生。滤泡上皮转化为嗜酸性细胞滤泡，有丰富的嗜酸性颗粒状胞质，核异型性明显，但无核分裂。

桥本病的一种亚型称为纤维型桥本病，此型约占桥本病的10%，患者血内抗甲状腺球蛋白滴度高，特点是肿大的甲状腺内有大量宽带状玻璃样变的纤维组织，淋巴细胞浸润不如上述明显，滤泡萎缩，上皮转化成嗜酸性细胞或呈现鳞化。

2. 淋巴细胞性甲状腺炎

好发于儿童，临床为无症状性甲状腺肿大，病程短。可有一过性甲状腺功能亢进，但放射性碘摄入低。

诊断要点：光镜下除滤泡上皮无嗜酸性变化外，其余与桥本病相同。

---

① 赛恒，吴岩，李炳尧，等. 甲状腺肿瘤的流行现状及危险因素研究新进展[J]. 中国民康医学，2015，27（12）：76-78，97.

### （四）木样甲状腺炎

木样甲状腺炎，罕见，约占切除甲状腺的1／2000。男女比例为1∶3，发病年龄为30～60岁。25%～50%伴甲状腺功能减退。

诊断要点：甲状腺大小正常或稍大，不对称，呈灰白色，石样硬。包膜与周围组织紧密粘连。甲状腺因粘连而固定，加上质地极硬，致使患者的颈部像戴了一个铁的项圈。病变甲状腺压迫气管，造成呼吸困难，在临床上与癌很难鉴别。甲状腺组织呈现广泛纤维化，有少量到中等量淋巴细胞浸润。残留的滤泡呈不同程度萎缩和变性。增生的纤维组织侵袭邻近组织，造成广泛而紧密的粘连。

鉴别诊断：纤维型桥本病与木样甲状腺炎的区别为，前者的纤维组织为宽的胶原纤维带而且不侵出包膜，后者为增生活跃的纤维组织并能广泛侵袭甲状腺及甲状腺外组织。

## 三、甲状腺肿

甲状腺肿是指由于增生和胶质储存伴甲状腺激素不正常的分泌而产生的甲状腺肿大。甲状腺激素正常的合成和分泌是通过垂体前叶的促甲状腺激素（TSH）来调节的。如不能维持正常甲状腺激素水平，滤泡上皮细胞会增生，滤泡腔内胶质也会增多，以应对TSH的刺激。

### （一）单纯性甲状腺肿

不伴甲状腺功能亢进的甲状腺肿大称为单纯性甲状腺肿。

1. 结节性甲状腺肿

结节性甲状腺肿亦称为结节状增生，可分为地方性和散发性。按世界卫生组织（WHO）的标准，地方性甲状腺肿是指该地区10%以上的人口出现弥漫或局限甲状腺肿大。地方性甲状腺肿在世界许多地方均有发生，我国地方性甲状腺肿分布广，多见于内陆山区和半山区。散发性甲状腺肿病例则可见于全国各地。结节性甲状腺肿的病因主要为缺碘。

诊断要点：结节性甲状腺肿的发展有三个时期：①增生期。②胶质储积的静止期，即弥漫性胶性甲状腺肿。甲状腺显著增大，对称，切面呈胶样。光镜下滤泡大小不等。腔内充满胶质。滤泡上皮萎缩，呈立方或扁平，但仍可见一些小滤泡内含增生的上皮乳头。③结节期，即结节性甲状腺肿。长时期交替发生的增生和退缩过程使甲状腺内纤维组织增生，小叶或一群充满胶质的滤泡周围有纤维组织包绕，从而形成结节。虽有单个结节的甲状腺肿，但典型的是多发结节不对称地分布在甲状腺内。结节周围的纤维化包膜可影响一些滤泡的血运，造成滤泡的退变坏死、出血、囊性变、疤痕形成和钙化，这样更加强了甲状腺的结节性。这种甲状腺被称为多结节性甲状腺肿或腺瘤样甲状腺肿。

2. 内分泌障碍引起的甲状腺肿

由于先天性甲状腺代谢障碍，甲状腺激素含量低，TSH持续升高，腺体代偿性增生。

诊断要点：形态像结节性甲状腺肿，但结节内细胞丰富，排列成小梁或小滤泡样，亦可形成乳头。胶质少或无，滤泡细胞异型性显著，核增大，深染，奇形怪状，可见多核细胞结节之间有宽的纤维带分隔。由于富于细胞，核异型性明显，可能会误诊为癌。

（二）毒性甲状腺肿

伴有甲状腺功能亢进的甲状腺肿大称为毒性甲状腺肿。甲状腺功能亢进（甲亢）是一种代谢亢进的状态，多见于女性，是由于甲状腺激素$T_3$和$T_4$输出增加所致。引起甲亢最常见的原因是毒性弥漫性甲状腺肿和毒性结节性甲状腺肿。甲亢的临床特点为神经质、心悸、脉快、易疲倦、肌肉无力、消瘦、食欲好、腹泻、多汗、皮肤湿润潮红、情绪不稳定、手震颤和月经不正常等。毒性弥漫性甲状腺肿的患者可合并突眼和皮肤局限性水肿。

1. 毒性弥漫性甲状腺肿

毒性弥漫性甲状腺肿又名格雷夫斯病，是一种综合征，大体病变为甲状腺弥漫性对称性增大，为正常的2～4倍，包膜光滑。

诊断要点：切面呈红棕色肌肉样，质实，无结节，但小叶结构较正常明显。术前用碘治疗者因滤泡内胶质增多而无上述典型的大体改变。

未经治疗的格雷夫斯病的甲状腺组织学特点为弥漫一致性增生。滤泡上皮细胞为高柱状，核位基底，可有核分裂，但无不典型性，高柱状上皮形成许多无分支的乳头突入滤泡腔内。滤泡内胶质明显减少，稀薄色浅。胶质周围有许多空泡。间质血管充血，间质内有大量淋巴细胞浸润和生发中心的淋巴滤泡形成，术前用碘治疗者甲状腺滤泡退缩，胶质储积和充血不明显，用硫脲嘧啶治疗者则其滤泡上皮增生更明显，甲状腺供血更丰富。

伴突眼的患者眼球后结缔组织增多，眼外肌肉透明质酸增多而使肌肉水肿和体积增大，眶内软组织纤维化和淋巴细胞浸润。后期眼外肌肉的纤维化和收缩可造成眼活动不协调、复视和眼肌麻痹等。

皮肤病变表现为胫前或足背皮肤局限性水肿样增厚。病变处呈斑或结节样。真皮因透明质酸增多而水肿，胶原纤维分散断裂并有淋巴细胞浸润。

格雷夫斯病不仅在甲状腺内有大量淋巴细胞浸润，全身淋巴结、胸腺和脾内淋巴组织亦增生。此外，心肌内可有淋巴细胞和嗜酸性粒细胞浸润，伴轻度纤维化和脂肪变性，肝可有明显脂肪变性和急性坏死，还可有骨骼肌变性和脂肪组织浸润。

2. 毒性结节性甲状腺肿

由于某种原因，结节性甲状腺肿的一个或多个结节的滤泡上皮增生，合成和释放大量甲状腺激素，造成甲亢，这种结节性甲状腺肿即毒性结节性甲状腺肿。这种功能亢进的结节能浓缩多量碘131，所以临床称之为"热结节"。毒性结节性甲状腺肿的患者年龄较大，病程长，症状较轻微，一般无突眼和皮肤病变。

诊断要点：毒性结节性甲状腺肿中功能亢进结节的形态与格雷夫斯病相同，毒性结节性甲状腺肿的癌变率较一般结节性甲状腺肿的癌变率高。

## 四、甲状腺肿瘤

（一）良性肿瘤

1. 甲状腺腺瘤

甲状腺腺瘤是常见的甲状腺良性肿瘤。

甲状腺腺瘤形态为单个有完整包膜的结节，直径一般在4 cm以下，切面呈灰色或浅棕色，质软，肉样。大腺瘤常有出血、坏死、囊性变、纤维化和钙化。

组织学诊断标准：①有完整的包膜；②腺瘤内滤泡及滤泡上皮细胞大小较一致；③腺瘤与周围甲状腺的实质不同；④压迫周围甲状腺组织。腺瘤与结节性甲状腺肿内单个的结节有时很难鉴别。一般来说，结节性甲状腺肿的结节的包膜不完整，结节内滤泡大小不等，和结节内外滤泡形态较一致。光镜下甲状腺腺瘤可分成滤泡性腺瘤和不典型性腺瘤。

（1）滤泡性腺瘤

绝大多数甲状腺腺瘤为滤泡性腺瘤。由于其具有的各种组织学形态，甲状腺腺瘤曾有许多描述性的名称，如胚胎性腺瘤、胎儿性腺瘤、小滤泡性腺瘤和大滤泡性腺瘤等，但多数腺瘤可同时有几种上述组织学形态，加上不同的组织学类型并没有特殊临床意义，所以这些名称已被废弃。

①许特莱细胞腺瘤：它是在滤泡性腺瘤中唯一有形态和临床特点的亚型，亦称嗜酸性细胞腺瘤。许特莱细胞腺瘤多数表现为良性，但恶性的比例较一般滤泡性腺瘤高，所以有些学者认为所有的许特莱细胞腺瘤均应看作潜在恶性肿瘤。许特莱细胞腺瘤由大的嗜酸性细胞构成，核大，核异型性明显。瘤细胞排列成小梁状，偶尔可形成小滤泡，内含少量胶质。

②玻璃样小梁肿瘤（HTT）：它是另一种亚型。好发于中年女性，直径为0.3~4 cm，平均为2.5 cm。21%~62%HTT有RET/PTC基因重排，所有阳性病例均有RET/PTC融合基因。形态和遗传学方面HTT与乳头状癌有相似之处，但前者多数为良性。光镜下由多角形、卵圆形或梭形细胞排列成小梁，有些肿瘤的瘤细胞可形成实性的细胞团，像副神经节瘤的细胞球，故又称副神经节瘤样腺瘤。瘤细胞核内可有假包涵体，可见核沟，偶尔可见砂粒体。肿瘤细胞质内因富含中间丝而呈玻璃样，血管周围有玻璃样变的纤维组织包绕。免疫组化为甲状腺转录因子-1（TTF-1）和甲状腺球蛋白（thyroglobulin）阳性，降钙素（calcitonin）阴性。

③印戒细胞小滤泡性腺瘤：滤泡性腺瘤中含大量印戒样细胞。免疫组织化学显示印戒细胞胞质内充满甲状腺球蛋白。少数情况下，这些印戒细胞为黏液染色阳性。

④伴奇形怪状核的腺瘤：腺瘤内有散在或成簇巨大的核奇形怪状并深染的细胞，其余与典型的滤泡性腺瘤相同。

（2）不典型性腺瘤

腺瘤内细胞丰富，部分为梭形，不形成滤泡，可见核分裂和细胞核的异型性，但无包膜或血管浸润。

甲状腺腺瘤应与甲状腺髓样癌和甲状腺转移癌鉴别，可做TTF-1、thyroglobulin、上皮膜抗原（EMA）、calcitonin和角蛋白（keratin）等免疫组化染色，髓样癌为calcitonin阳性，转移癌为EMA、keratin等阳性。大多数甲状腺腺瘤为冷结节，少数可浓聚多量碘131并伴甲亢。

2. 其他良性肿瘤

有甲状腺腺脂肪瘤、畸胎瘤、皮样囊肿、颗粒细胞瘤、副神经节瘤和血管瘤等。所谓的甲状腺囊肿实质上为囊性变的腺瘤或结节。

（二）甲状腺癌

1. 乳头状癌

乳头状癌是甲状腺最常见的恶性肿瘤，根据肿瘤的大小和浸润范围可分为三个类型：①微小乳头状癌，直径小于1 cm，平均为5～7 mm；②甲状腺内；③甲状腺外。

（1）诊断要点

①肿瘤呈灰白色，质实，常为多中心性。②复杂分支乳头状，含纤维血管轴心，表面被覆单层柱状上皮。③乳头上皮核呈毛玻璃样，有核沟、核内假包涵体和核重叠。④砂粒体。组织学可分纯乳头状癌和乳头滤泡癌混合型。只有少数是纯乳头状癌，半数以上为混合型。其他类型还有滤泡型、弥漫硬化型、柱状细胞癌、嗜酸性细胞乳头状癌等。

乳头状癌的免疫组化为TTF-1、甲状腺球蛋白、细胞角蛋白19（CK19）、RET、HMBE-1和半乳凝素-3（galectin-3）阳性。

甲状腺乳头状癌的预后好，影响预后的因素有侵犯血管、核异型性、肿瘤侵至甲状腺外及老龄。

（2）鉴别诊断

主要与结节性甲状腺肿和腺瘤中的假乳头，特别是增生性乳头相鉴别。假乳头常位于扩张的滤泡腔或囊性变区，细胞没有乳头状癌细胞的形态特点，如毛玻璃样核和核重叠等。用CK19和RET免疫组化对鉴别有一定帮助，乳头状癌CK19和RET可呈弥漫或灶性阳性。

2. 滤泡癌

滤泡癌占甲状腺癌的20%～25%，多数患者在40岁以上，女性患者是男性患者的2～3倍。恶性度较乳头状癌高。血行转移率高，主要转移至肺及骨等部位，淋巴结转移少。其10年及20年存活率在30%以下。滤泡癌中非整倍体可高达60%，而乳头状癌仅为28%。

甲状腺滤泡癌分两种型：①有包膜，但显微镜下有血管和（或）包膜浸润，此型称为包裹性血管浸润型；②包膜不完整并明显浸润周围甲状腺组织，此型称为浸润型。包裹性血管浸润型滤泡癌肉眼观察像甲状腺滤泡性腺瘤。

（1）诊断要点

浸润型滤泡癌切面呈灰白色，可侵占大部分甲状腺组织并侵出甲状腺包膜外，与周围组织粘连或侵入周围组织，如气管、肌肉、皮肤和颈部大血管，并常累及喉返神经。两种型均可有出血、坏死、囊性变、纤维化和钙化。从分化极好像正常甲状腺的滤泡结构的肿瘤到明显恶性的癌，其间有种种过渡型。癌细胞排列成滤泡、实性巢索或小梁。滤泡内可含少量胶质。

免疫组化：滤泡癌TTF-1、甲状腺球蛋白、低分子量CK和Bcl-2阳性，p53基因、周期蛋白DI（cyclinDI）低表达，p27蛋白高表达。Ki—67指数小于10%。

亚型：①许特莱细胞癌。形态与许特莱细胞腺瘤相似，但有包膜、血管和（或）邻近甲状腺实质浸润或有卫星结节形成。预后较差，5年存活率为20% ~ 40%。②透明细胞癌。罕见，肿瘤由具有透明胞质的癌细胞构成。癌细胞边界清楚，胞质内富含糖原，核常中位，亦可偏位。

（2）鉴别诊断

滤泡癌主要与腺瘤，特别是不典型腺瘤相鉴别。滤泡癌有血管或包膜浸润。有说服力的血管浸润证据是癌细胞穿透血管壁伴血管腔被肿瘤堵塞。瘤栓应附于血管壁上而不是游离在血管腔内。包膜浸润是肿瘤性滤泡穿透和裂开或破坏包膜的胶原纤维。包膜内有滤泡不能作为浸润的证据，因为在肿瘤发展过程中良性滤泡亦可被包裹在包膜内。细胞核的异型性无鉴别诊断价值。诊断甲状腺透明细胞癌必须先排除转移性肾透明细胞癌和甲状旁腺癌。可用免疫组化染色，甲状腺透明细胞癌为TTF—1和thyroglobulin阳性。

3. 髓样癌

髓样癌占甲状腺癌的5% ~ 10%，年龄高峰为40 ~ 60岁，亦可见于青少年和儿童，性别差别不大。髓样癌来自甲状腺的C细胞，能分泌降钙素。80% ~ 90%的髓样癌为散发性，10%~20%为家族性。

（1）诊断要点

肿瘤包膜可有可无，直径为1 ~ 11 cm，边界清楚。切面呈灰白色，质实。散发性髓样癌多为单个结节，体积较大。家族性髓样癌常伴C细胞增生，为多结节性。分布在甲状腺二侧叶的中上部。癌细胞呈圆形、多角形或梭形。核圆形或卵圆形，核仁不显，核分裂罕见。肿瘤可呈典型的内分泌肿瘤样结构，或形成实性片块、细胞巢、乳头或滤泡样结构。如滤泡样结构中充有嗜酸性物质则与滤泡癌所含的胶质很难鉴别。梭形细胞常呈旋涡状排列或呈肉瘤样。髓样癌的另一特点是间质有淀粉样物质沉着。淀粉样物质的形成被认为与降钙素的分泌有关。现在越来越多的材料指出，髓样癌的形态可像滤泡癌或乳头状癌，而且没有间质淀粉样物质。这种肿瘤应做免疫组化及电镜观察，髓样癌为calcitonin阳性。

约2／3的病例在手术时已有颈淋巴结转移。其他转移部位有上纵隔、肺、肝、肾上腺和骨等。手术时无淋巴结转移者预后好，10年存活率可达60%~70%；有淋巴结转移者10年存活率为40%左右。癌组织中有坏死、核分裂多和以梭形细胞为主者预后差。

近来发现越来越多的滤泡上皮和C细胞混合型癌，称为髓样-滤泡混合型癌或髓样-乳头混合型癌。光镜下癌细胞排列成小梁或滤泡样或乳头状结构。临床表现恶性度较高。

（2）鉴别诊断

髓样癌为calcitonin阳性，thyroglobulin阴性。滤泡癌、乳头状癌和未分化癌均为thyroglobulin阳性，calcitonin阴性。髓样-滤泡混合型癌和髓样-乳头混合型癌均为thyroglobulin和calcitonin阳性。

4. 岛状癌

岛状癌多见于老年人。其生物学行为介于分化好的甲状腺癌（乳头状癌和滤泡癌）与未分化癌之间。淋巴和血行转移率高，预后差，平均5年存活率50%，岛状癌可合并其他类型甲状腺癌，甚至可出现thabdoid分化。WHO 2004版《内分泌器官肿瘤分类》中将岛状癌归入低分化癌，低分化甲状腺癌有3种组织学类型，即岛状、实性和小梁型。

（1）诊断要点

细胞大小一致，排列成实性巢或小岛状结构，可夹杂有乳头和（或）小滤泡，血管丰富。有不等量的核分裂和凝固性坏死。

（2）鉴别诊断

主要与髓样癌鉴别，前者calcitonin阴性，甲状腺球蛋白和TTF—1阳性，Bcl—2阳性80%，40%~50%表达TP53。

5. 未分化癌

未分化癌占甲状腺癌的5%~10%，多见于50岁以上的女性。临床表现高度恶性，很早发生转移和浸润周围组织。组织学形态变异较多，常见的类型为梭形细胞型、巨细胞型和二者的混合型。有一种小细胞未分化癌，现已证实多数甲状腺所谓的小细胞未分化癌实际上是非霍奇金淋巴瘤，由于瘤组织中包含残存的滤泡而误认为癌。还有一些小细胞未分化癌可能是不含淀粉样物质的髓样癌或岛状癌。未分化癌生长快，很快侵犯周围器官组织，导致呼吸吞咽困难和声音嘶哑。

（1）诊断要点

肿瘤体积大，固定，石样硬。切面有出血、囊性变及许多坏死灶。癌细胞分化不良，正常和不正常核分裂多见，梭形细胞型有时很像分化差的肉瘤，如恶性纤维组织细胞瘤、骨肉瘤和血管肉瘤等。巨细胞型中奇形怪状的单核和多核瘤巨细胞多见，亦可有破骨细胞样的多核巨细胞。但无论是哪一类型的未分化癌中，都能找到分化较好的甲状腺癌，如滤泡癌或乳头状癌成分，因此一般认为未分化癌是从已存在的、分化较好的甲状腺癌转化而来的。未分化癌的预后极差，一般均在诊断后1年内死亡。

（2）鉴别诊断

主要与肉瘤、淋巴瘤、甲状腺髓样癌相鉴别，未分化癌为thyroglobulin和上皮细胞标记阳性，LcA阴性，calcitonin阴性。电镜亦证实这些癌的细胞为上皮性。

6. 鳞状细胞癌

鳞状细胞癌（以下简称鳞癌）占甲状腺癌的1%以下，发病年龄高峰为40~60岁。患者常有长时期的甲状腺炎史或甲状腺肿史。可能发生癌症的组织为：①甲状舌管残留物；②鳞状上皮化生灶的肿瘤性转化。

（三）肉瘤和转移瘤

1. 淋巴组织肿瘤

非霍奇金淋巴瘤主要为弥漫大B细胞淋巴瘤、霍奇金淋巴瘤、浆细胞瘤和朗格汉斯细胞组织细胞增生症等。

2. 间叶组织来源的肿瘤

良性少见，有脂肪瘤、血管瘤、平滑肌瘤、神经鞘瘤和孤立性纤维性肿瘤。肉瘤有平滑肌肉瘤、脂肪肉瘤、纤维肉瘤、恶性外周神经鞘瘤（MPNST）、软骨肉瘤、骨肉瘤和血管肉瘤等。诊断甲状腺肉瘤必须先去除外癌，特别是梭形细胞未分化癌。

3. 转移瘤

除转移性肾癌可在甲状腺内形成较大瘤节外，大多数转移瘤都很小，仅能在显微镜下观察到，所以临床很难发现。最常见的转移瘤为来自头颈部的鳞癌，其次为黑色素瘤、乳腺癌和肺癌等。

# 第二节　甲状旁腺肿瘤

原发性甲状旁腺功能亢进症（以下简称原发性甲旁亢）是指由甲状旁腺增生、腺瘤或癌引起的甲状旁腺素分泌过多。实验室特点为高血甲状旁腺素（PTH）、高血钙及低血磷。原发性甲旁亢在西方国家发病率高，我国发病率较低，女性多见，各年龄组均能发生，以40~50岁多见。

## 一、甲状旁腺腺瘤

### （一）典型腺瘤

原发性甲旁亢的患者中80%～90%是由甲状旁腺腺瘤引起，10%～15%由甲状旁腺增生引起，1%～5%由甲状旁腺癌引起。腺瘤一般累及单个腺体，偶尔可同时累及两个腺体。

1. 诊断要点

腺瘤一般较小，平均重0.5～5 g，亦有重10～20 g者，甚至有达100 g者，有包膜。腺瘤体积小时呈椭圆形，与正常腺体不同之处在于腺瘤色较暗，柔软性较差和边缘稍钝。大腺瘤可呈卵圆形、球形或泪滴状。质软、柔顺，包膜薄、灰色，切面均质肉样，常呈橘褐色，如腺瘤中含多量嗜酸性细胞则色暗，呈巧克力色，可有灶性出血，囊性变或纤维化区。腺瘤包膜外常有一圈残留的正常甲状旁腺组织。肿瘤细胞排列成巢、索或片块，亦会形成腺泡或假腺样结构。间质血管丰富。多数腺瘤以增大的主细胞为主要成分。肿瘤细胞核大深染，核异型性较明显，10%的腺瘤可见巨核细胞（直径可达20 μm），核分裂极罕见。肿瘤细胞胞质略嗜酸，偶尔呈颗粒状或空泡状，瘤细胞中常有散在和成簇的嗜酸性细胞和（或）过渡型嗜酸性细胞。嗜酸性细胞直径为12～20 μm，具有亮红色颗粒状胞质，核较小。过渡型嗜酸性细胞较嗜酸性细胞小，胞质呈浅红色。

由过渡型嗜酸性细胞构成的功能性腺瘤占3%~5%，而完全由嗜酸性细胞构成的功能性腺瘤（嗜酸性细胞应占腺瘤的90%以上）较少见。由水样清细胞构成的功能性腺瘤极罕见[①]。

2. 免疫组化

腺瘤为PTH、嗜铬粒蛋白A（CgA）、CK8、CK18和CK19阳性。Ki-67指数低，如大于5%应考虑恶性的可能性。分子生物学技术检查在PTH染色阳性和阴性的部分均能检出PTHmRNA。

（二）不典型腺瘤

不典型腺瘤是指一些腺瘤有癌的形态，但没有明确的浸润性生长。所谓癌的形态包括与周围组织粘连、有核分裂、纤维化、小梁状生长方式和包膜内有瘤细胞，但无明确的包膜、血管或神经浸润，这种肿瘤属恶性潜能不明确的肿瘤。

## 二、甲状旁腺癌

甲状旁腺癌约占原发性甲旁亢的2%~4%。诊断甲状旁腺癌的标准：局部浸润，或局部淋巴结转移，或远处脏器（如肺、肝、骨等）转移。

（一）诊断要点

大多数文献报道的甲状旁腺癌累及一个甲状旁腺。体积较小，直径为1.3~6.2 cm，平均为3.3 cm。重0.8~42.4 g，平均重12 g。形态不规则，分叶状或有伪足，常与周围组织如甲状腺、颈部软组织粘连浸润，质地较腺瘤实。癌组织由纤维条索分隔成小梁，癌细胞体积较大，核染色质粗，核仁明显，有核分裂。大多数甲状旁腺癌的分化较好，给人以"良性"的错觉。

（二）鉴别诊断

癌与腺瘤鉴别的要点：①癌细胞呈小梁状排列，有厚的纤维条索分隔；②有包膜浸润；③血管侵犯；④有核分裂；⑤淋巴结和（或）其他脏器组织转移。核分裂在鉴别良恶性上最有价值，因正常甲状旁腺和甲状旁腺腺瘤中无或极少核分裂。癌的组织学形态与预后无关。

甲状旁腺癌患者的年龄较腺瘤年轻，平均为44岁。男女发病率相等。67%患者有典型的骨改变（囊性纤维性骨炎）、尿路结石和肾实质病变等。甲状旁腺癌

① 夏发达，梁慧文，李劲东，等. 45例甲状旁腺肿瘤临床分析[J]. 中国普通外科杂志，2013，22（05）：613-617.

的生物学行为与甲状腺乳头状癌相似，即5年存活率较高。甲状旁腺功能亢进症症状的再现预示有复发或转移的可能。死亡常常是由于甲状旁腺功能亢进症的并发症如高血钙，而不是由于癌的广泛浸润和转移。

## 三、原发性甲状旁腺增生

原发性甲状旁腺增生是指不明原因的所有甲状旁腺增生和功能亢进。原发性甲状旁腺增生约占原发性甲旁亢的15%，其中主细胞增生约占12%，水样清细胞（透明细胞）增生约占3%。

### （一）主细胞增生

主细胞增生曾被称为结节性增生、多腺体性腺瘤病或多腺体性累及。约半数增生的病例所有的腺体相等增大，另外半数中有1个腺体明显增大（假腺瘤样增生），而其余3个腺体仅稍大或几乎正常，最大的体积可超过其余3个的总和。这种增生称为不对称性增生，病程长的结节明显。腺体总重可达0.15～10 g，亦有报道重15 g，甚至20 g者。增生的腺体呈黄褐色或红褐色，可含大小不等的囊腔，内含草黄色或棕色液体。

增生的主细胞排列成条索、片块或腺泡样结构。间质有散在不等量的脂肪细胞。增生的腺体保存小叶结构。偶尔增生的腺体完全由嗜酸性细胞构成，或由主细胞、嗜酸性细胞和过渡型嗜酸性细胞混合而成。

### （二）水样清细胞增生

观察4个腺体均显著增大，总重均超过1 g，可达65 g，亦有报道重达125 g者。上腺比下腺大，有的病例上腺每一个重3～50 g，而每个下腺仅重0.1～1 g。正常情况下下腺较上腺大。增生的腺体有伪足从腺体主体伸出很长距离。腺体质柔软，呈红褐色或黑棕色，常含大小不等的囊腔。

1. 诊断要点

增生细胞体积大，边界清楚，直径为10～40 μm，平均为15～20 μm。胞质水样透明，1 μm厚的半薄切片显示胞质内充满小的空泡。核为圆形或卵圆形，直径为6～7 μm。核位于细胞的基底部。细胞排列成索、片块、巢或腺泡状。水样清细胞增生的组织学与肾透明细胞癌相似。增生的腺体内有大小不等的囊腔，囊内壁被覆单层水样清细胞，囊内常含清亮液和脱落的细胞。

2. 鉴别诊断

主细胞增生与腺瘤的鉴别。原发性甲旁亢是4种病理实体的结果，即1~2个甲状旁腺的腺瘤、主细胞增生、水样清细胞增生和甲状旁腺癌。甲状旁腺癌的大体和光镜下特点均已足以确诊，而且迄今为止还未见有多腺体累及的报道。水样清细胞增生总是累及所有的甲状旁腺，而且大体和光镜亦很典型。最困难和最常遇到的鉴别诊断问题是主细胞增生和腺瘤。目前的鉴别方法还是采用观察光镜下间质有无脂肪细胞、细胞内脂质多寡、与正常甲状旁腺有无移行过程和是否保留小叶结构。腺瘤间质内无脂肪细胞、细胞内脂质少、与正常甲状旁腺无移行过程和无小叶结构。

# 第三章　乳腺疾病的病理学诊断

## 第一节　乳腺良性肿瘤

### 一、良性上皮性肿瘤

#### （一）导管内乳头状瘤

导管内乳头状瘤一般发生于乳晕区的大导管，故又称大导管内乳头状瘤。好发于经产妇，以40~50岁多见。主要症状为乳头溢液或溢血。一般病程较长，极少数可发生癌变。大体见病变的大导管呈明显扩张，内含淡黄色液体。导管腔内可见质地软而脆的乳头状物形成。镜下见肿瘤由增生的导管上皮和间皮构成，可见乳头状结构。肿瘤细胞丰富，排列紧密，部分区域增生较活跃，但一般无异型。诊断时应注意与乳头状瘤病和乳头状癌相鉴别。

#### （二）乳头腺瘤

乳头腺瘤发生于乳头部的导管，好发于40~50岁的女性。主要表现为乳头溢液，常伴有乳头增粗、糜烂、溃疡、结痂、变硬，乳头或乳头下方可触及肿块，临床常误诊为乳头乳晕湿疹样癌。大体见肿物无包膜，切面呈灰白色，质硬。镜下见肿瘤由排列紧密的大小不等的腺管构成，部分呈实心巢状或乳头状结构。腺管外层有肌上皮细胞环绕。内层上皮可发生鳞化，偶见大汗腺化生。肿瘤的间质可发生纤维化，当纤维化明显时，常挤压腺管和上皮细胞巢，构成假浸润图像，易误诊为癌。但肿瘤细胞分化良好，无异型、核分裂及坏死，故可将其与癌区分开。

（三）乳腺腺瘤

乳腺腺瘤较少见，多发生于年轻妇女，尤以妊娠及哺乳期妇女常见。肿瘤可单发，也可多发，生长较快，其临床表现与纤维腺瘤不易区分。大体见肿瘤呈结节状生长，中等硬度，边界清楚。切面呈灰白色，边缘外翻。镜下见肿瘤可呈现管状腺瘤和泌乳性腺瘤两种结构。前者由增生的末梢导管紧密排列组成，小管间有很少量的结缔组织。后者由密集的呈显著分泌状态的腺泡构成，无小叶结构，腺泡间的结缔组织很少。

（四）腺肌上皮瘤

腺肌上皮瘤是一种伴有明显肌上皮增生的罕见的乳腺良性肿瘤。瘤体一般较小，平均直径为1~1.5 cm，质硬，边界清楚，切面呈结节状或有囊腔形成。镜下见肿瘤由腺上皮和显著增生的肌上皮所组成。后者细胞呈多边形或梭形，包质透亮，有时在细胞巢中央有腺腔形成[①]。

## 二、良性结缔组织和上皮混合性肿瘤——纤维腺瘤

肿瘤由增生的纤维组织和腺管共同构成。多见于年轻女性，尤以20岁左右的女性为主，其发生与局部乳腺组织对雌激素作用的反应过高有关。其主要临床表现为边界清楚、活动性好的结节状物，偶伴有疼痛。大体见肿瘤呈结节状，表面光滑，质韧，边界清楚，有完整包膜。切面呈灰白色，半透明状，部分呈编织状结构。镜下根据构成纤维腺瘤的纤维组织和腺管的形态的不同又可分为以下4种类型。

（1）管内型纤维腺瘤。包绕在腺管周围的纤维组织增生并挤压腺管，致使管腔变窄甚至消失，腺管形成弯曲的上皮性条索形状，似包绕纤维组织于管内。

（2）管周型纤维腺瘤。乳腺小叶结构消失，腺管弥漫散在分布于增生的纤维组织中。

（3）混合型纤维腺瘤。以上两种病变共同存在。

（4）巨大纤维腺瘤。好发于青春期和40岁以上的女性。肿瘤一般生长较快，体积较大，直径多在5 cm以上。大体呈分叶状，有完整包膜。镜下基本结构似管内型纤维腺瘤，并可见分叶状结构。纤维组织和上皮均呈增生性改变，但细胞无异型。

① 朱菲菲，宋琦. 乳腺良性肿瘤日间手术治疗的临床疗效及其意义[J]. 山东医药，2019，59（22）：83~85.

### 三、其他良性肿瘤

（一）乳腺错构瘤

乳腺错构瘤主要包括腺脂肪瘤，是一种少见的良性肿瘤，多发生于中青年女性，生长缓慢，常无临床症状。大体见肿瘤呈实性、圆形或椭圆形，有一薄而完整的包膜，质软。切面呈淡粉色或灰白色。镜下见肿瘤由数量不等、杂乱无章的乳腺导管、小叶和成熟的脂肪及纤维组织混合组成。其中脂肪组织可以占据肿瘤的绝大部分，小叶和导管上皮可呈增生性改变，纤维组织可发生玻璃样变性。

（二）颗粒性肌母细胞瘤

颗粒性肌母细胞瘤好发于舌，其次为皮下及软组织，乳腺也是较常见的部位之一。肿瘤质硬，较固定，常与皮肤粘连，临床常易误诊为乳腺癌。大体见肿瘤无包膜，与周围组织界线不清，切面呈灰白色或灰黄色。镜下见肿瘤呈巢状或条索状排列，肿瘤细胞体积较大，多边形，胞界清，胞质丰富，其内可见均匀分布的嗜酸性颗粒。胞核小，较一致，呈圆形或椭圆形。

（三）乳腺脂肪瘤

乳腺脂肪瘤生长缓慢，单发，边界清楚，可推动。大体见肿瘤呈圆形或椭圆形，质软，表面呈分叶状，有完整包膜。切面与正常脂肪组织类似，呈淡黄色。组织学结构为分化成熟的脂肪组织。

（四）其他

乳腺其他类型的良性肿瘤，如血管瘤、平滑肌瘤等的形态特点均与其他部位的同名称肿瘤相同。

# 第二节　乳腺恶性肿瘤

## 一、乳腺恶性上皮性肿瘤

（一）概况

在乳腺恶性肿瘤中，绝大部分为恶性上皮性肿瘤，即乳腺癌，占全部乳腺恶性肿瘤的95%以上，是妇女常见的恶性肿瘤及死亡原因之一。其发病率以欧美最高，亚洲最低，但近年来我国妇女乳腺癌的发病率呈明显上升趋势。据统计，在我国的一些大城市，乳腺癌的发病率已高居妇女恶性肿瘤的第二位。乳腺癌的病因目前尚未完全阐明，大量流行病学、临床实践和动物实验等有关资料显示，乳腺癌的发生与下列因素有关：卵巢雌激素的分泌过多和长期作用；未生育、未哺乳或初产年龄大于35岁；乳腺癌家族史；乳腺增生性病变及一侧乳腺已患癌；营养因素，特别是摄入脂肪总量较高；等等。

乳腺癌的发生部位以外上象限最为多见，其次为中央部、内上象限、外下象限、内下象限、弥漫性[①]。

（二）组织学分类

乳腺癌的组织发生是乳腺癌分类的基础。乳腺癌起源于乳腺各级导管及腺泡上皮，从上皮细胞的一般性增生发展为不典型增生（轻度、中度、重度），继而逐步发展为非浸润性癌（原位癌）、早期浸润性癌和浸润性癌。

多年来，随着人们对乳腺癌认识程度的加深，其分类方法发生了一些变化。按1981年世界卫生组织（WHO）制定的乳腺癌组织学分类可分为：非浸润性癌，包括导管内癌和小叶原位癌；浸润性癌，包括浸润性导管癌、以导管内癌为主的浸润性导管癌、浸润性小叶癌、黏液性癌、髓样癌、乳头状癌、管状癌、腺样囊性癌、分泌性（幼年性）癌、大汗腺癌、伴有化生的癌（在肿瘤中除了可以见到浸润性导管癌，还可见到不同类型的化生性改变，其名称为鳞状细胞型、梭形细胞型、软骨和骨型、混合型）、脂质分泌性癌、炎性乳癌、乳头佩吉特病。1983年，全国乳腺癌病理分类协作组根据乳腺癌的不同生物学行为在WHO分类的基础上，进一步将浸润性癌分为浸润性特殊型癌、浸润性非特殊型癌和其他罕见癌。浸润性特殊型癌具有特殊的组织学形态结构特点，预后一般较好。包括乳头状癌、髓样癌伴大量淋巴细胞浸润、小管癌、腺样囊性癌、黏液癌、大汗腺样癌、鳞状细胞癌、乳头佩吉特病。浸润性非特殊型癌的组织学形态结构无特殊性，临床最为常见，预后不如浸润性特殊型癌，包括浸润性小叶癌、浸润性导管癌、硬癌、髓样癌、单纯癌、腺癌。其他罕见癌包括：分泌性癌、富脂质癌、印戒细胞癌、富含糖原的透明细胞癌、伴嗜银细胞的乳腺癌、伴生化的癌。

目前国内普遍采用的是全国乳腺癌病理分类协作组分类方法，该分类是在参

---

① 高尤亮，余英豪，熊喜生，等. 恶性上皮性肿瘤中c-kit基因蛋白表达意义探讨[J]. 中国误诊学杂志，2007（15）：3446-3448.

考WHO制定的乳腺癌的国际组织学分类（第二版），同时对4396例乳腺癌根治术标本进行全面分析的基础上制定的。现分别介绍如下。

1．非浸润性癌

非浸润性癌即原位癌，包括导管内癌和小叶原位癌，是指癌细胞局限于导管、小叶内末梢导管或腺泡基底膜内的浸润前期癌。

（1）导管内癌

指发生于中小导管内的非浸润性癌，肿瘤局限于呈不同程度扩张的导管内，未突破基底膜。癌细胞呈轻度到中度异型，可有多种排列方式，按镜下组织学结构的特点又可分为以下亚型。

第一，粉刺样型。肿瘤因被挤压时可见粉刺样的物质溢出而得名。镜下见导管内充满呈实性生长的癌细胞巢，中央可见大片坏死并常伴有微小钙化灶形成。癌细胞大小不一，胞质丰富，边界不清，核呈圆形、深染，核分裂常见。中心坏死灶为此型癌诊断的重要依据。

第二，实性型。扩张的导管内充满癌细胞，呈实性结构，癌细胞大小较一致，体积比粉刺癌小，胞界清楚，胞质透亮，一般无坏死现象。

第三，筛状型。导管内的癌细胞形成多个大小、形态比较一致的圆形筛状腔隙。筛孔之间无纤维脉管间质。细胞大小、形状较一致，核分裂不常见，通常无坏死出现。

第四，低乳头型。导管上皮向腔内突入，形成若干个不含纤维脉管束的乳头。癌细胞胞质较丰富，嗜酸性，有时可见空泡或顶浆突起。

以上结构可以单一类型的形式出现，也可以混合的形式出现，后者更为常见。

（2）小叶原位癌

指发生于小叶内末梢导管或腺泡的原位癌。肿瘤常呈多中心性生长或在双侧乳腺同时发生。镜下见小叶体积增大，管泡数量增多、变粗，其内充满松散的癌细胞，管泡腔及肌上皮细胞消失。癌细胞大小较一致，胞质较丰富，淡染。核呈圆形，无明显核深染及核异型，核分裂少见。癌细胞局限于管泡内，未穿破基底膜。小叶原位癌诊断时应注意与导管内癌沿中小导管延伸到小叶内相鉴别，主要鉴别点：后者的上皮是导管型的，细胞较大，异型性明显，常不累及小叶全部管泡，受累及管泡大小不一，有小腔形成并有坏死，周围常有淋巴细胞浸润。

2. 早期浸润性癌

早期浸润性癌是乳腺癌从非浸润性癌到浸润性癌的必然发展阶段。早期浸润性癌是指原位癌突破导管、末梢导管或腺泡的基底膜，开始向间质浸润的阶段（通常此阶段时间较短，病变也较局限，因此不易被发现。只有多取材、多切片，甚至是连续切片加网织纤维染色才能做出诊断）。

（1）导管癌早期浸润。当导管原位癌有少量癌细胞突破基底膜，向导管周围间质呈生芽样浸润时，称为导管癌早期浸润。如浸润范围较大或浸润的癌细胞远离管壁，则不能称之为早期浸润。另外，导管分支的斜切面与生芽样浸润有些近似，切勿混淆。

（2）小叶癌早期浸润。小叶原位癌的癌细胞穿破末梢导管或腺泡基底膜，开始向小叶内间质浸润，但仍局限于小叶范围内者称为小叶癌早期浸润。

3. 浸润性癌

浸润性癌是指癌细胞穿破乳腺导管或腺泡的基底膜侵入间质者。其占乳腺癌的85%以上。浸润性癌又可以分为浸润性非特殊型癌和浸润性特殊型癌。

（1）浸润性非特殊型癌

第一，浸润性导管癌。浸润性非特殊型癌占浸润性癌的绝大多数，其中最为多见的是浸润性导管癌。此类型癌在1983年全国乳腺癌病理分类协作组研究的分类中被当作与单纯癌、硬癌等并列的一个亚型。而在其后的文献中相继出现与之不同的分类方法，把浸润性导管癌作为一个包括单纯癌、硬癌等较多类型的浸润性癌的亚型。在实际工作中应用较多的是后一种分类方法。此类型最为多见，占75%~80%，是乳腺癌的基本类型。大体观察：肿瘤边界不清，质硬，切面呈灰白色颗粒状。肿瘤边缘呈放射状向周围脂肪伸展。有时在主瘤灶周围可见子瘤形成，即所谓的卫星灶，二者往往通过彼此间的条索样组织相互连接；肿瘤可伴有出血、坏死及囊性变。镜下观察：肿瘤细胞的形状、排列及结构均呈多样性。在同一病例的不同切片或同一切片的不同视野，可见到呈巢状、条索状排列的肿瘤细胞，或呈弥漫性、散在分布的单个细胞的浸润等。癌细胞大小不一，但一般体积较大，形态多样，核仁明显，核分裂易见，可伴有坏死和钙化形成。癌周可见慢性炎细胞浸润。部分区域还可见灶状鳞状上皮化生、大汗腺化生、透明细胞变性等。该类型肿瘤大小、形状、硬度、边界、细胞的形态等变化范围较大。

第二，不典型髓样癌。癌实质多于间质。胞体较大，异型明显，核分裂多见，呈不规划片块或巢状排列，相互吻合，由少量间质分隔，边界清楚，间质缺乏淋巴细胞浸润，常与导管内癌并存。

第三，腺癌。诊断腺癌的标准是切片上腺管结构应占一半以上。腺管大小和形状不规则，腺上皮层次增多，极向紊乱，缺乏基底膜。癌细胞胞质较丰富，核深染，核分裂多见。

第四，混合性浸润性导管癌。在乳腺癌浸润性导管癌的组织学形态表现中，单一形态的癌是比较少见的，多数病例都表现出上述两种形态以上的混合，又因这些亚型在临床表现、治疗和预后等方面差异不大，因此近些年来的文献报道趋向于不采用上述各亚型的过细分类法，统称为浸润性导管癌。但就病理诊断而言，从组织学上认识这几种形态的结构特点对于鉴别诊断还是有一定意义的。

第五，浸润性小叶癌。小叶原位癌的癌细胞突破基底膜向间质呈浸润性生长即为浸润性小叶癌。浸润性小叶癌的癌细胞较小，形态较一致，核仁不明显，核分裂少见。癌细胞常以单行、线状、围绕导管呈靶环状或弥漫性浸润的排列方式，分布在致密的纤维间质中。浸润性小叶癌又称小细胞癌，预后差。诊断时应注意与浸润性导管癌、硬化性腺病等相鉴别。

（2）浸润性特殊型癌

此类型癌相当于一些文献上介绍的低度恶性的浸润性导管癌，它具有特殊的组织学形态特点，预后一般较好。

第一，髓样癌伴大量淋巴细胞浸润，即典型的髓样癌。大体观察：肿瘤体积通常较大，呈球形或结节状，边界清楚，切面呈灰白色，质软如脑髓，故而得名。镜下观察：肿瘤实质多于间质，癌细胞大，胞质丰富，淡嗜碱，胞界不清，常相互融合呈合体状。胞核大，空泡状，核仁明显，核分裂多见。癌细胞排列密集，呈大片状或粗条索状，也可见弥漫性分布。几乎无腺管结构，也无导管内生长的表现。癌巢周围可见明显的淋巴细胞和浆细胞浸润，此为髓样癌的一个主要组织学形态特点，一般认为是机体对肿瘤的反应所致，因此此型预后较好。

第二，小管癌，又称高分化腺癌或管状腺。此癌较少见，仅占浸润性癌的1%~2%，患者预后好，切除后治愈率达95%～100%。其镜下表现似良性病变（如瘢痕、腺病）。癌细胞大小一致，核呈圆形，异型性不明显，核分裂少见。癌细胞排列成大小比较规则的单层腺管，缺乏肌上皮细胞及基底膜。腺管形状不规则，有些向外形成角。这些腺管排列无规则，在间质及周围脂肪组织中呈浸润性生长，常有明显的纤维组织反应。

第三，黏液癌，又称黏液腺癌、胶样癌，其特征性表现为黏液湖中漂浮着小簇的癌细胞。细胞簇可呈实性，也可呈腺管状。诊断中有时会遇到切片上几乎全部是大片的黏液湖而缺乏上皮成分的现象，此时应多做切片，仔细观察，如在黏液癌的组织结构中混有导管癌、小叶癌或印戒细胞癌的成分，则不能诊断为黏液癌，因为具有这些混合性成分的黏液癌比单纯的黏液癌预后差。

第四，腺样囊性癌。由腺上皮和肌上皮细胞组成，其形态与涎腺的腺样囊性癌相同。腺上皮细胞似皮肤基底细胞，体积小，无异型，排列成大小、形态不一的片块或小梁，内有数目不等的圆形筛状空隙。肌上皮细胞呈梭形，大小一致，胞核小，深染，排列成不规则巢状、条索状或实性团块。本类型癌主要应注意与筛状型导管内癌鉴别。

第五，大汗腺样癌。大汗腺样癌较少见，占乳腺癌的1%以下，预后较好。镜下可见癌组织全部或大部由大汗腺样癌细胞组成。细胞体积大，胞质丰富，嗜酸，颗粒状，有时可见顶浆突起。胞核轻度到中度异型。癌细胞排列成小巢、腺管或小乳头状，主、间质常明显分离。诊断本类型癌应注意与其他类型癌的大汗癌化生相鉴别。

第六，乳头状癌。肿瘤多发生于大导管，癌实质以乳头状结构为主。乳头中部常见纤维脉管束，表面被覆单层或复层轻度到中度异型的癌细胞。部分癌细胞也可形成多少不等的腺管、筛状结构或实性巢，其排列紊乱，肌上皮消失，常见核分裂。此类型癌的诊断困难不是出现乳头状结构，而是要找到确切的浸润证据，一定要注意与呈外压性假浸润表现的乳头型的导管内癌相鉴别。此类型癌预后较好。

第七，鳞状细胞癌。癌实质全部或大部分为典型的鳞状细胞癌结构，即可见到细胞间桥角化。当鳞癌分化差时呈梭形细胞癌图像，往往与分化好的鳞癌并存。值得注意的是，由皮肤发生的鳞癌与分叶状间质肉瘤中见到的鳞癌成分不应放在乳腺鳞状细胞癌中。

第八，乳头佩吉特病。主要表现为乳头糜烂、结痂，故又称乳头湿疹样癌。乳头或乳晕表皮内有散在或呈巢状、腺样排列的佩吉特细胞，该细胞体积大，呈圆形或椭圆形，边界清楚，胞质丰富，淡染或空亮，黏液染色常为阳性。胞核大，核仁明显，核分裂易见。病变早期佩吉特细胞多位于表皮基底层，尔后可侵入表皮全层，但不侵犯真皮层。乳头佩吉特病多与导管癌或其他类型癌并存。

（3）其他罕见癌

第一，分泌性癌。很少见，不到浸润性癌的1%，主要发生于儿童及青少年，故又称幼年性癌，也可见于成人。镜下见癌细胞胞质丰富，淡染或颗粒状，排列呈腺样、条索或巢状，有显著的分泌现象，腺腔内充满过碘酸希夫染色（PAS）阳性物质，核仁可明显，但核分裂少见。此类型癌预后较好。

第二，富脂质癌。此癌少见。光镜下可出现三种细胞的表达形式：一是组织细胞样细胞，胞质丰富、淡染或泡沫状，内含中性脂肪，PAS染色阴性，油红O染色为阳性。细胞呈巢状或条索状排列。二是皮脂腺样细胞。三是大汗腺样细胞。电镜下见癌细胞胞质内含有较多脂质空泡，线粒体内出现针样结晶体。此类型癌预后差，约半数患者在诊断后2年内死亡。

第三，印戒细胞癌。癌细胞体积较小，形态较一致，呈圆形，胞质内富含黏液，胞核被挤于一侧，是典型的印戒细胞。癌细胞常呈单行线状排列或弥漫浸润于纤维间质中，亦可呈巢状或条索状分布。常伴有小叶原位癌成分，有时与浸润性小叶癌共存。为此，有些学者将其作为浸润性小叶癌的一种亚型。

第四，富含糖原的透明细胞癌。癌细胞呈圆形、卵圆形或多边形，胞界清楚、胞质丰富、透亮。组织化学染色显示，胞质内含有丰富的易被淀粉酶消化的PAS阳性物质，即糖原。电镜亦证实胞质中富含糖原。

第五，伴嗜银细胞的乳腺癌。近年来，人们通过免疫组织化学和电镜研究，发现某些乳腺癌如黏液癌、浸润性导管癌和导管内癌的癌细胞中含有神经分泌颗粒，从而进一步证实某些类型的乳腺癌伴有神经内分泌分化。从目前临床的角度观察，这些伴有神经内分泌分化的乳腺癌与不伴有神经内分泌分化的乳腺癌在生物学行为和预后上尚未见明显差别。

第六，乳头状瘤病癌变。它是指在乳头状瘤病的病变内，出现局部或灶状具有一定异型性且排列紊乱的导管上皮细胞，肌上皮细胞消失并可见坏死形成，似导管内癌形态，病变区正常上皮与癌变上皮之间可见过渡。乳头状瘤癌变远比纤维腺瘤癌变概率高。

第七，纤维腺瘤恶变。纤维腺瘤的恶变率仅为0.1%，可分为上皮成分和间质成分的恶变，上皮成分发生恶变即为癌，间质成分发生恶变即为叶状囊肉瘤。间质成分的恶变形式较为常见，亦为叶状囊肉瘤的发生途径之一。如果肿瘤的上皮成分和间质成分均发生恶变，即为癌肉瘤，此种恶变形式少见。

第八，伴化生的癌。在乳腺癌病理诊断中，偶尔可见到一些化生性改变，如腺上皮鳞化、间质中出现骨或软骨成分等。这些肿瘤的诊断仍按其主瘤体成分来定，但需要注明化生成分。

（4）特殊形式的乳腺癌

第一，炎性乳腺癌。又称为急性乳腺癌、癌性乳腺炎。占乳腺癌的1%～3%，多见于绝经期及妊娠、哺乳期的女性。其临床特点是肿瘤发展迅速，乳房皮肤红肿、发热，与乳腺炎临床表现相似，故而得名。其组织学类型并不特殊，一般多见于浸润性非特殊型癌，此癌疗效欠佳，预后极差。

第二，副乳腺癌。指发生于副乳的原发性乳腺癌。可发生于胚胎期乳腺的任何部位，但最常见于腋窝。此癌罕见，约占乳腺癌的0.5%。其组织学类型与一般乳腺癌相同。因副乳癌多见于腋窝，故应注意与发生于乳腺尾叶的乳腺癌和隐性乳腺癌的腋窝淋巴结转移相鉴别。此类型癌多数发生于淋巴组织丰富的腋窝部位，较易出现转移，故预后一般较差。

第三，男性乳腺癌。少见，约占乳腺癌的1%，发病年龄通常较女性乳腺癌大，常发生在乳晕区及其附近。组织学类型与女性乳腺癌相似。因男性乳腺癌常较早出现皮肤和胸肌侵犯，腋下及内乳区淋巴结转移率亦较高，故其预后较女性乳腺癌差。

（三）组织学分级

乳腺浸润性非特殊型癌，可按下列组织学指标进行分级，对判断其分化程度和预后有一定意义。

（1）腺管的形成程度。若切片中出现多数明显的腺管形成为1分；有中等量的腺管形成为2分；癌细胞排列成实性片块或条索状结构，极少或无腺管形成为3分。

（2）细胞的分化程度。细胞核大小、形状及染色质较为一致为1分；呈中度不规则为2分，呈明显异型性为3分。

（3）核分裂数。平均每高倍视野偶见1个核分裂为1分；平均每高倍视野见2~3个核分裂为2分；核分裂更多为3分。

以上3个形态学指标所确定的分数相加，3～5分为I级（高分化）；6~7分为Ⅱ级（中分化）；8~9分为Ⅲ级（低分化）。

（四）乳腺癌与雌激素、孕激素受体

乳腺的生长、发育和细胞的增殖均受雌激素、孕激素的调控。它是通过存在于乳腺上皮细胞内的雌激素受体（estrogen receptor, ER）和孕激素受体（progesterone receptor, PR）才能实现的。其受体含量的多少，决定了它对激素反应的大小，而激素–受体复合物与细胞核的相互作用又是细胞对激素产生效应的关键。正常乳腺上皮细胞内存在雌激素、孕激素受体，当细胞发生癌变时，雌激素、孕激素受体会出现部分或全部丢失。如果癌细胞仍保留受体，该乳腺癌的生长和增殖仍可受内分泌的调控，称为激素依赖性乳腺癌；如果细胞丢失了受体，则该乳腺癌的生长和增殖将不再受内分泌的调控，称为非激素依赖性乳腺癌。后者占全部乳腺癌的50%~60%。

1. ER、PR的检测方法

目前主要采用的检测方法是免疫组化法。此法因具有不需要新鲜组织、使用福尔马林固定的石蜡切片组织即可进行染色、操作相对简单，以及可进行回顾性研究等优点而应用广泛。常采用抗ER、PR单克隆抗体进行检测，阳性结果为细胞核被标记为棕黄色。

2. 检测ER、PR的临床意义

（1）估计预后ER、PR。阳性的乳腺癌，一般分化较好，发展较慢，恶性度低，而ER、PR阴性的乳腺癌一般分化较差，侵袭性强，发展较快，恶性度高。大量临床资料证实，ER、PR阳性的乳腺癌患者预后较阴性者好，缓解率高，复发少。目前受体状况已被当作评估乳腺癌患者预后的一项重要指标。

（2）合理进行内分泌治疗的依据。乳腺癌的内分泌治疗只适用于激素依赖性的乳腺癌患者。文献报道，单纯ER阳性患者，其有效率可达55%~60%，ER、PR均阳性者有效率可高达80%，ER、PR均阴性者有效率仅为10%左右，盲目进行内分泌治疗的有效率约30%。内分泌治疗的效果还与ER、PR的含量水平呈正相关，受体水平越高，其疗效越好。目前检测ER和PR已成为乳腺癌患者进行内分泌治疗的依据。

（五）乳腺癌的预后

与乳腺癌预后有关的病理因素很多，主要与以下7个方面有关。

（1）癌的浸润程度。原位癌预后最好，如病变进一步发展，出现浸润，预后就开始变差，浸润程度越大、范围越广，预后越差。

（2）组织学类型。此为影响乳腺癌预后的重要因素之一。非浸润性癌预后最好，早期浸润性癌次之，再次是浸润性特殊类型癌，浸润性非特殊型癌较前些类型差。

（3）组织学分级。组织学Ⅰ级的癌分化好，预后较好；Ⅱ级分化中等，预后介于Ⅰ级和Ⅲ级之间；Ⅲ级分化差，预后也差。

（4）淋巴细胞浸润。肿瘤周围有淋巴细胞浸润者通常预后较好，因为淋巴细胞的浸润往往预示机体免疫功能较强，反之则预后较差。

（5）淋巴结受累情况。淋巴结转移是影响乳腺癌预后的决定性因素之一，淋巴结无转移者预后好，一旦出现转移则预后变差，转移淋巴结的数目越多，其预后越差。

（6）血管及淋巴管受累。有血管或淋巴管瘤栓者，患者预后差。

（7）淋巴结窦组织细胞反应。国内外较多资料显示，淋巴结窦组织细胞增生明显者预后较好，反之则预后差。不管淋巴结有无转移，其结果均相似。

## 二、结缔组织与上皮混合性恶性肿瘤及间叶组织来源的恶性肿瘤

### （一）乳腺叶状囊肉瘤

乳腺叶状囊肉瘤是一种乳腺非上皮性恶性肿瘤，由良性上皮成分和富于细胞的恶性间质成分组成，常发生于管内型纤维腺瘤的恶变。此瘤少见，占乳腺结缔组织与上皮混合性肿瘤的2%～3%，多见于中年以上女性。肿瘤大多生长较快，常有短期内快速增大特点。

近年来的文献常将乳腺巨大纤维腺瘤和乳腺叶状囊肉瘤统称为分叶状肿瘤，但实际上二者在临床生物学行为和病理形态学改变等多方面都有较大差别。了解乳腺叶状囊肉瘤的临床病理特点，掌握其和乳腺巨大纤维腺瘤的鉴别诊断标准，对于正确诊断该病并有效地采取适当的治疗措施，以及对患者进行较准确的预后评估均有着至关重要的作用。大体观察：肿瘤呈结节状，体积常较大，边界清楚，质韧。切面呈分叶状、灰白色，常见一些大小不等的裂隙，实性部分可呈编织状，可见出血及坏死。镜下观察：肿瘤由上皮和间质两种成分组成。上皮成分为良性，常形成腺管或被覆于囊腔、裂隙表面，细胞可正常、萎缩或增生。间质

成分明显丰富，细胞增生活跃，核呈不同程度的异型，可见核分裂。构成该肿瘤主要病变的间质成分可呈单一或多种形态结构，似纤维肉瘤、恶性纤维组织细胞瘤、脂肪肉瘤等。可出现骨、软骨、骨骼肌的化生。在此瘤的诊断中应注意与乳腺巨大纤维腺瘤、乳腺间质肉瘤和癌肉瘤相鉴别。乳腺巨大纤维腺瘤虽体积较大，其成分也由上皮和间质构成，但二者均表现为良性增生。

（二）乳腺间质肉瘤

乳腺间质肉瘤无上皮成分，仅由单一恶性间叶成分构成，这一特点是它与叶状囊肉瘤区别的根本。大体呈实性、灰白色，质地均匀，可伴有坏死。镜下观察其形态结构与纤维肉瘤类似。

（三）乳腺癌肉瘤

乳腺癌肉瘤罕见，它是由恶性上皮成分和恶性间叶成分混合构成的肿瘤，一般生长较快，常见腋窝淋巴结转移。该瘤既可起源于能多向分化的干细胞，同时向癌和肉瘤两个方向分化，也可在叶状囊肉瘤的基础上进一步发生上皮成分的恶变，或在纤维腺瘤的基础上同时发生上皮和间质两种成分的恶变。大体观察：肿瘤呈结节状，边界清楚，质硬韧。切面呈灰白色或灰褐色，部分区域呈鱼肉状。镜下观察：此类肿瘤由真性癌和真性肉瘤两种成分混合组成，可以是任何类型的癌（以浸润性导管癌多见）和任何类型的肉瘤（以纤维肉瘤、骨肉瘤、软骨肉瘤多见），二者比例不等，彼此间无过渡。诊断中注意与碰撞瘤、间变型癌及伴假肉瘤反应的纯上皮性癌相鉴别。网织纤维染色及免疫组化染色有助于诊断。

（四）其他恶性间叶性肿瘤

乳腺的其他恶性间叶肿瘤还有血管肉瘤、脂肪肉瘤、平滑肌肉瘤、横纹肌肉瘤、恶性纤维组织细胞瘤、软骨肉瘤、骨肉瘤、非霍奇金恶性淋巴瘤等。其组织学结构特征均与发生于其他器官同类型肿瘤相同，故不在此赘述。

# 第三节　乳腺标本的取材

乳腺肿物的送检标本可分为肿物单纯切除标本、区段切除标本和根治切除标本。

## 一、肿物单纯切除标本

主要是针对良性肿瘤而言，如乳腺纤维腺瘤、脂肪瘤等。取材时注意多取几个剖面，要充分反映肿瘤的全貌。

## 二、区段切除标本

一般用于良性病变或病变范围较小的原位癌或早期癌。对于原位癌或早期癌的区段切除标本一定要注意边缘的取材。

## 三、乳腺癌根治标本和改良性根治标本的取材

通常将乳腺分为五个区，即乳晕区、外上象限、外下象限、内上象限、内下象限。肿瘤多位于外上象限的乳腺组织，还常向腋窝方向延伸，形成乳腺尾叶。取材时要注意描写皮肤的改变，如有无隆起或破溃、橘皮样改变或湿疹样改变，乳头是否凹陷，挤压时有无分泌物溢出，触摸肿物所在位置、硬度等，然后沿乳头与肿物的连线切开标本，观察肿物的大小、颜色、质地，与周围组织的界线，与乳头皮肤的距离，与胸大肌筋膜的距离等。肿物取材要尽可能充分，通常不少于4块，另在乳头部取材1块，肿物与胸大肌筋膜连接处取材1块，肿瘤周围乳腺取材1块[①]。

## 四、淋巴结取材

对于乳腺癌根治性切除标本，要尽可能多地找淋巴结，要想做到这一点，首先要了解乳腺淋巴结的分布及其淋巴引流路线。

乳腺内部的淋巴管非常丰富，它起始于乳腺小叶周围的毛细淋巴管，并在乳腺小叶及导管周围互相吻合形成淋巴管网。一部分沿导管汇集于乳晕下淋巴管丛，然后向乳腺周围引流；另一部分则穿过乳腺实质直接向乳腺外引流。二者之间相互吻合、沟通，其引流路线包括以下几种。

### （一）腋窝路线

腋窝是乳腺淋巴引流最重要的途径，大约收纳乳腺淋巴的75%。乳腺实质内淋巴管网和乳晕下淋巴管丛都注入该区。腋窝淋巴结按其解剖位置可分为以下六群。

---

① 乳腺癌诊疗规范（2018年版）[J]. 肿瘤综合治疗电子杂志，2019，5（03）：70-99.

（1）腋前群（乳腺外侧群）。位于胸大肌外侧的深面，沿胸外脉管分布。

（2）腋后群（肩胛下群）。位于腋窝后壁，沿肩胛下脉管分布，自胸侧壁至腋静脉。

（3）腋中央群。位于胸廓外侧，腋窝中央静脉后下方的脂肪组织中，是腋窝淋巴结中最大的一群淋巴结，接受腋前群、腋后群及腋外侧群的输出淋巴管，该淋巴管注入锁骨下群。

（4）腋外侧群（腋静脉群）。位于腋窝外侧壁，在肩胛下静脉远端，沿腋静脉分布。

（5）锁骨下群（腋尖群）。位于腋窝顶部，在胸小肌与锁骨下肌之间，沿腋静脉的前面和下方分布，该群接受腋窝各群淋巴结的输出淋巴管，其输出淋巴管组成锁骨下淋巴干。左侧的锁骨下淋巴干注入胸导管或直入左锁骨下静脉，右侧的锁骨下淋巴干注入右淋巴导管或直入右颈静脉角。

（6）胸肌间群。位于胸大肌与胸小肌之间，沿胸肩峰动脉的胸肌支分布，接受乳腺后上部的输出淋巴管，再注入锁骨下群。

在实际工作中，面对离体的乳腺癌根治术标本，往往难以按上述精细的解剖学分组方法分辨腋窝淋巴结。病理医师常采用以胸小肌为标志的分组方法，将腋窝淋巴结分为以下三组。

（1）胸小肌外侧组。位于胸小肌外下方，包括腋前群、中央群、腋后群、胸肌间群及腋外侧群的淋巴结。

（2）胸小肌后组。即胸小肌后面的腋静脉淋巴结。

（3）锁骨下组。位于胸小肌内上方，即锁骨下群。

（二）内乳路线

内乳淋巴结分布在胸骨旁第1至第6肋间隙（以第1至第3肋间隙多见）的内乳脉管周围。主要收纳乳腺内半及中部的淋巴引流，但乳腺外半的淋巴亦可直接注入。其输出淋巴管左侧注入胸导管，右侧注入右淋巴管，亦可直接注入颈内静脉与锁骨下静脉汇合处的静脉角，部分输出淋巴管注入锁骨上淋巴结，部分至上纵隔淋巴结。左右两侧内乳淋巴结与淋巴管相交通。上述内乳淋巴结的通路在临床上有重要意义。

（三）膈下路线

乳腺内下部的淋巴沿着皮肤深筋膜的淋巴管，经过上腹部，穿过腹壁到达膈下淋巴结。

## （四）两侧交通路线

一侧乳腺的淋巴可通过皮肤的淋巴管，越过胸骨中线，引流到对侧腋窝淋巴结。胸大肌深面的淋巴管也可能越过中线到达对侧乳腺。

## （五）锁骨上路线

锁骨上淋巴结是颈深淋巴结的最下群，位于锁骨上方，颈阔肌深面，沿锁骨下动脉及臂丛排列，收纳锁骨下淋巴结及内乳淋巴结的部分淋巴，其输出淋巴管与颈深淋巴结输出管汇合成颈干，注入静脉角，是淋巴引流的第二站。

随着乳腺癌术式不断地改革和进步，乳腺癌根治性切除术式已被改良性根治切除术式所取代。临床上所见到的乳腺癌切除标本多为没有胸大肌、胸小肌的改良性根治切除标本。一般仅有腋窝淋巴结一组，淋巴结大多分布在腋窝脂肪组织中，故辨认起来并不困难。

## （六）前哨淋巴结

腋窝淋巴结清扫往往会给患者带来较为严重的近期或远期的并发症。为了根除这种弊端，探索和寻找一种可以替代腋窝淋巴结清扫的方法已成为临床亟待解决的问题。近年来国外文献相继出现了关于采用前哨淋巴结活检这一微创技术来识别腋窝淋巴结转移情况的报道，以此来作为确定腋窝淋巴结是否需要清扫的依据。同时，随着早期乳腺癌病例的增加及保留乳房手术的进一步广泛应用，前哨淋巴结活检的意义更为重大。

乳腺前哨淋巴结活检方法的应用，在乳腺癌的早期诊断中起着十分重要的作用。通过对它的检测，可以判断腋窝淋巴结的转移情况，并以此作为准确的临床分期和判断预后的标准，同时为乳腺癌术式的选择提供了可靠的依据。对于前哨淋巴结活检阴性的患者不采用腋窝淋巴结清扫，这既让患者得到了适当的治疗，又减少了其近期或远期的并发症，提高了患者的生存质量。因此，有人将前哨淋巴结活检称作继乳腺癌乳房保留治疗后的又一次革命。

# 第四章 泌尿系统与生殖系统肿瘤的病理学诊断

## 第一节 泌尿系统肿瘤的病理学诊断

### 一、成人肾实质恶性上皮性肿瘤

（一）肾细胞癌

1. 一般特点

肾细胞癌占所有癌的 2%。不同国家和地区发病率不同，北美和斯堪的纳维亚最高。男女之比为 2：1。任何年龄都可发生，60~70 岁是高峰年龄。近 20 年来，肾细胞癌的 5 年生存率随着诊断技术的提高和早期诊断而有所提高。病因包括吸烟、肥胖、高血压、雌激素治疗、职业（石油行业、重金属行业和石棉行业）等。

2. 肾细胞癌的辅助诊断

CK、EMA 及癌胚抗原（CEA）等上皮标记物阳性表达。透明细胞癌还表达波形蛋白。集合管癌高分子量角蛋白阳性，其他类型为低分子量角蛋白表达如 CK8 和 CK18。

没有一个单一的原癌基因的改变能够引起肾细胞癌。但大多数肾细胞癌发现有 c-myc 基因、表皮生长因子受体（EGFR）、c-erbB-2 基因的过表达。c-Ha-ras、c-fos、c-fms 和 f-raf-1 在一些肿瘤中有表达。促分裂原活化的蛋白激酶（mitogen-activated protein kinase，MAPK）也可过表达。

3. 各种组织学类型的特点

（1）传统肾细胞癌

①临床特点：占肾肿瘤的 60%。男女比例为（1.7~2.0）：1。平均发病年龄

为61岁。多数为单发。患者常出现血尿（50%~60%），腰痛（40%），有可能触及的包块（30%~40%）。近年来超过50%的无症状患者是经现代图像技术做出诊断的。

②大体观察：肿瘤平均直径为8 cm（1.8~21.0 cm），肉眼观察呈金黄色，多为实性，约12%有囊性变，30%有静脉浸润，大于50%的肿瘤侵至肾外。常伴有出血、坏死、钙化而呈多彩状。

③镜下观察：50%病例呈实性或腺泡状结构，有丰富的毛细血管网结构，部分有伴囊性、假乳头、小管状和肉瘤样结构，灶状纤维化或玻璃样变常见。肿瘤细胞呈多角形或立方形，在分级高的肿瘤中可见畸（异）型、多形性及梭形细胞。肿瘤细胞胞质多为透明和嗜酸性颗粒混合。胞核位于中心，不同级别表现不同。核分裂象不突出。

④鉴别诊断：与乳头状肾细胞癌或嫌色细胞癌相鉴别。乳头状肾细胞癌为真乳头，CK7强阳性；而肾透明细胞癌为假乳头，CK7弱阳性或阴性。嫌色细胞癌Hale胶体铁染色一般为阳性。另外，遗传学改变三者也不同。与上皮样血管平滑肌脂肪瘤相鉴别。肾透明细胞癌表达CK、CAM5.2和EMA，上皮样血管平滑肌脂肪瘤表达HMB45和平滑肌肌动蛋白（SMA）。与肾上腺皮质癌相鉴别。肾上腺皮质癌很少表达CK和EMA，而它表达抑制素。

（2）乳头状肾细胞癌

①临床特点：占肾原发性上皮性肿瘤的7%~14%。发病高峰年龄为60~70岁。男女比例为（2.0~3.9）∶1。容易出现双侧和多发。

②大体观察：肾皮质内见实性肿块，有假被膜，肿瘤呈黄褐色或黄色，呈斑驳状。瘤体平均大小约为6.4 cm（1.0~18.0 cm）。

③镜下观察：肿瘤细胞排列成乳头状、乳头-梁状和乳头-实性结构。肿瘤细胞呈立方、柱状或多角形。胞质嗜碱、嗜双色或嗜酸，大多为嗜双色或嗜酸。核变化较大，地图样坏死常见。乳头纤维血管轴心可见砂粒体和泡沫细胞。肿瘤的分级尚无统一标准。根据胞质分为两型：嗜碱性为Ⅰ型，嗜酸性为Ⅱ型。后者组织分级比前者高。

④鉴别诊断：与肾透明细胞癌相鉴别（见前述），与集合管癌相鉴别。集合管癌常发生在肾髓质中心，有丰富的间质，胞质内和腔内常见黏液，而且表达CEA和UEA。

（3）嫌色细胞癌

①临床特点：占肾上皮性肿瘤的6%～11%。常出现双侧肿块。

②大体观察：肿瘤位于肾髓质，多为实性，无包膜，切面呈棕灰色或淡棕褐色，多呈分叶状，可出现肿瘤中心瘢痕。瘤体平均大小为9.0 cm（2.0~23.0 cm）。

③镜下观察：以实性结构为主，伴有灶状管状、梁状和囊状结构，常见肉瘤样结构。肿瘤细胞大，呈圆形或多角形，胞界清楚。胞质嗜双色或淡嗜碱。核周见空晕。核染色质深，核拉长，核膜不规则见核沟，可见双核细胞。一般分级低，但有肉瘤样结构时要特别指出。

④鉴别诊断：以往许多嫌色细胞癌被诊断为肾颗粒细胞癌，或者肾透明细胞癌，或者嗜酸细胞腺瘤。对于上述肿瘤的鉴别非常重要，可以通过肿瘤的生长特点和细胞特点，以及电镜技术来鉴别。与嗜酸细胞腺瘤的鉴别最为重要，因为涉及良恶性的问题[①]。

（4）集合管癌

①临床特点：占上皮性肿瘤小于1%，平均发病年龄为53岁（13~83岁）。临床常见症状为疼痛、体重减轻和肿块。一半以上患者确诊时已有转移灶。

②大体观察：肿瘤位于髓质内，单个实性病灶，呈灰白色，质硬，边界不清，常浸润至肾盏和肾门脂肪。

③镜下观察：典型形态为纤维间质中可见肿瘤性的导管、小管和乳头。肿瘤细胞核分级高，核仁突出。胞质嗜酸、嗜碱或嗜双色。

（5）肾髓质癌

①临床特点：多发生在年轻人，其平均发病年龄为22岁（11～39岁）。男性多见，尤其是小于25岁的男性。所有患者均有镰刀细胞病。

②大体观察：肿瘤位于肾髓质，实性。瘤体平均大小为7.0 cm（4.0~12.0cm）。

③镜下观察：组织形态有许多特点与集合管癌相同。肿瘤呈实性巢状或小管状排列。肿瘤细胞核分级高，核仁明显。常见微囊状或类似于卵黄囊瘤的松网状结构，还可见类似于腺样囊性癌的区域。间质纤维化，伴大量炎细胞浸润，常见多核细胞。

---

① 陈铌，周桥. 肾细胞癌的病理诊断与研究进展[J]. 现代泌尿外科杂志，2016，21（03）：164-169.

④鉴别诊断：主要与集合管癌和分化差的尿道癌鉴别。

## 二、未确定恶性潜能的肾上皮性肿瘤——多囊性肾细胞癌

（1）临床特点：它是肾透明细胞癌的罕见变型，占其3.5%～6.0%。主要发生在成年人，平均年龄为51岁。随诊病例少，但无一例发生进展。

（2）大体观察：多囊性肿块，有假纤维被膜，与周围组织界线清楚，大小不等，最大可达13 cm。囊内含浆液、血性液体或凝血块。无实性肿瘤区。

（3）镜下观察：囊壁被覆单层或多层上皮性肿瘤细胞，上皮间有薄的纤维间隔。很多区域无被覆上皮。囊壁也可被覆泡沫细胞。偶尔可见肿瘤细胞形成乳头丛向囊腔突入。肿瘤细胞胞质透明，核为Furhman Ⅰ、Ⅱ级。少量肿瘤细胞可分布在纤维隔中或相邻的假被膜中。无实性肿瘤区。

（4）鉴别诊断：主要与囊性肾瘤和良性多囊肾相鉴别。

## 三、良性肾上皮性肿瘤

（一）嗜酸细胞腺瘤

（1）临床特点：占肾原发性肿瘤的3.2%～7.0%。高峰年龄为70岁。男女比例为2∶1。大多患者无症状。

（2）大体观察：肿瘤无被膜，与周围组织分界清楚，切面呈赤褐色。约33%有放射状星状疤痕，20%有出血，坏死罕见，约13%呈多灶发生。瘤体直径为2～15 cm。

（3）镜下观察：肿瘤排列成实性巢状、腺泡状或微囊状。间质纤维增生伴透明变性。肿瘤细胞呈圆形或多角形，胞质有嗜酸颗粒。核圆规则，染色质匀细，核仁居中。少量肿瘤细胞核浆比值大，胞质缺少颗粒，核染色深，微囊内含红细胞。约30%的嗜酸细胞腺瘤可见异型的细胞。

（4）鉴别诊断：主要与嫌色细胞癌和上皮样血管平滑肌瘤相鉴别。

（二）乳头状腺瘤

（1）临床特点：它是肾脏较常见的良性肿瘤。成人肾内发现率为20%。来源于肾小管上皮，一般无临床症状，大都是在因其他原因被切除的肾脏中被发现。据报道14.4%的腺瘤有可能恶变。

（2）大体观察：肿瘤位于肾皮质，瘤体一般较小，直径为1~3 mm。肿块边

界清楚，呈黄色或灰白色，无明显包膜。

（3）镜下特点：肿瘤主要呈管状或/和乳头状排列，并可见实性或囊性排列。瘤细胞体积小，形状一致。细胞核深染，核分裂罕见。胞质少。

（4）鉴别诊断：它主要与乳头状肾细胞癌相鉴别。乳头状腺瘤一般直径小于1 cm，镜下表现为乳头状和管乳头状结构。

（三）后肾腺瘤

（1）临床特点：后肾腺瘤为一种特殊类型的肾腺瘤，来源于肾皮质小管上皮。患者多为青年或中年女性。

（2）大体观察：肿瘤位于肾皮质内，瘤体一般较大，边界清楚。切面呈结节状，棕红色，常出血或囊性变。

（3）镜下观察：肿瘤细胞排列成腺泡状、小管状或实性巢索状，周围有基底膜形成。瘤细胞较小，有少量嗜酸性胞质，肿瘤间质很少。细胞核较淋巴细胞核稍大，呈不规则形或卵圆形，可见核沟，染色质细腻，核仁不明显，核分裂象罕见。多数病例可见肾小球样小体。

（四）肾源性腺纤维瘤

肾源性腺纤维瘤位于肾实质，无包膜。

（1）大体观察：有些病例可出现乳头状结构，并伸入肾盂。

（2）镜下观察：肿瘤由上皮成分和间叶成分组成。上皮成分呈小管状排列，与后肾腺瘤相似，但有较多的纤维性间质。

## 四、成人各种膀胱上皮性肿瘤

（一）良性上皮性肿瘤

1. 移行细胞乳头状瘤

移行细胞乳头状瘤少见，为孤立性肿块。常见于50岁以下患者。大体观察呈乳头状。镜下见稀疏的乳头状结构，乳头间无融合，乳头表面被覆与正常膀胱泌尿上皮相同的细胞（3~5层），伞细胞可见，核分裂罕见。

鉴别诊断包括乳头状移行细胞癌和慢性膀胱炎黏膜上皮乳头状增生。

2. 内翻性乳头状瘤

内翻性乳头状瘤较罕见。常发生在老年男性。患者常有血尿。大体病变呈息肉状，可有蒂或无蒂。黏膜光滑或呈结节状，无绒毛状或乳头状结构。镜下表面为薄层移行上皮，上皮下固有膜内见移行上皮巢和内陷的索，巢中心可形成囊，移行上皮细胞成熟正常。几乎无核分裂象，与移行上皮乳头状瘤细胞相似。细胞呈椭圆形或梭形。

此肿瘤有时需要与一些内翻性生长的移行细胞癌相鉴别，但病因尚不清楚。此肿瘤并非癌前病变。

3. 鳞状细胞乳头状瘤（湿疣）

鳞状细胞乳头状瘤罕见。大体观察黏膜光滑，呈粉色或棕褐色，有乳头。镜下病变由特征性乳头组成，乳头被覆增生的鳞状上皮，有些有过度角化。典型的上皮细胞有核旁空晕、核偏位、核染色质粗不规则、胞质空亮，这些细胞叫作挖空细胞。此肿瘤为良性病变，但可能转变为疣状癌和浸润性鳞状细胞癌。

（二）低度恶性潜能的乳头状移行细胞肿瘤

大体观察呈乳头状结构。镜下移行上皮细胞与正常移行上皮细胞相似，但细胞的厚度明显增加超过7层。基底细胞的排列呈栅栏状，细胞极向几乎没有变化。核分裂象少见，伞细胞存在。

此肿瘤绝大多数病例并不会进展为癌，但有发生新的相同组织学形态的膀胱肿瘤的危险性。

（三）恶性上皮性肿瘤

1. 移行细胞癌

（1）临床特点：膀胱原发的恶性肿瘤的98%来源于泌尿上皮，其中90%为移行细胞癌。致癌因素主要为化学致癌物。抽烟者发生癌的可能性为一般人的4倍。男女比例为3∶1。平均发病年龄男性为69岁，女性为71岁。血尿是最常见的临床症状。

（2）大体观察：肿瘤呈乳头状、结节状、浸润性和原位。乳头常带有蒂，单发或多发，大小不一，从数毫米到数厘米不等。多发生在膀胱三角区和膀胱侧壁。

（3）镜下观察：①乳头状移行细胞癌，它的特点是由乳头构成，向腔内生长。②浸润性移行细胞癌，包括浸润基底膜以下的肿瘤。分级同乳头状移行细胞癌相同，为3级。肿瘤有不同的浸润方式，包括微乳头型、微囊型和巢状型，还有广泛推进式，也有蟹足样的生长方式。③移行上皮原位癌，其特点为非乳头的扁平状，被覆上皮有恶性细胞。恶性细胞可以累及全层，也可以只出现在上皮层或基底层，或呈佩吉特样。原位癌可以累及布朗巢或囊性膀胱炎的上皮细胞。移行细胞癌的亚型，包括移行细胞癌伴有鳞状和/或腺化生、梭形细胞癌、伴有淋巴细胞浸润的泌尿上皮癌、破骨细胞亚型、移行上皮癌透明细胞亚型、移行细胞癌伴异位胎盘糖蛋白生成、浆细胞样亚型、脂肪细胞亚型、微乳头亚型、巢状亚型、微囊亚型等。

（4）辅助诊断：表达各种角蛋白。基底细胞对高分子量角蛋白（CK34βE12）反应强。CEA也可表达。根据层粘连蛋白（laminin）的表达可以分析癌的早期浸润。P53表达率高且与预后有关。各种染色体变异包括9号整条、3号短臂、5号长臂和17号短臂杂合性丢失。

2. 鳞状细胞癌

（1）临床特点：少见。占膀胱癌的2%～7%。可由慢性膀胱炎引起而发生，有些地区发病与血吸虫病有关。发病年龄比移行细胞癌年轻10~20岁。男性发病占比低。

（2）大体观察：大体肿瘤呈结节状伴溃疡形成，一般体积较大。

（3）镜下观察：镜下肿瘤细胞全部由鳞状细胞癌构成，而没有腺上皮和移行上皮成分。肿瘤多为中等和高分化，可见角化珠和细胞间桥，一般浸润到肌层，肿瘤邻近的膀胱黏膜常伴鳞状化生。它的亚型包括疣状癌。

3. 腺癌

（1）临床特点：罕见。占膀胱癌比例小于2.5%。其发生与局部慢性刺激有关，也与血吸虫病有关，是膀胱外翻最常见的肿瘤。

（2）大体观察：大体可呈乳头状、结节状或扁平伴溃疡形成。常为单发。

（3）镜下观察：镜下肿瘤由膀胱上皮化生后转变的恶性细胞组成，没有移行上皮和鳞状上皮，肿瘤邻近黏膜见肠化生的上皮，且大多肿瘤浸润较深。

（4）鉴别诊断：要去除外转移和直接浸润的腺癌（包括直肠、前列腺、阑尾和子宫内膜）。

4. 脐尿管癌

（1）临床特点：罕见。肿瘤发生与脐尿管残余有关。

（2）大体观察：肿瘤发生在膀胱之上的脐尿管和脐部，位于膀胱顶部和邻近顶部的前壁。

（3）镜下观察：镜下以腺癌形态为主（占膀胱腺来源肿瘤22%～35%），大部分具有肠型腺和黏液分泌，有些具有印戒样细胞成分，肿瘤大多浸润肌层或更深。少部分为鳞状细胞癌、移行细胞癌和间变癌。

（4）鉴别诊断：主要与浸润膀胱的直肠腺癌相鉴别。

5．透明细胞腺癌

透明细胞腺癌少见，常见于尿道。镜下见肿瘤呈管状生长，也可呈乳头状、微囊状。肿瘤细胞部分胞质透明（含丰富的糖原），部分为鞋钉样细胞，主要与肾源性腺瘤相鉴别。另外，还应与移行细胞癌透明细胞亚型、转移的肾透明细胞癌及女性生殖道的透明细胞癌相鉴别。

6．小细胞癌

膀胱的小细胞癌来源于神经内分泌干细胞，与发生在肺的小细胞癌相同。肿瘤有神经内分泌表达。镜下肿瘤细胞小，染色质细且丰富，胞质少，排列成巢团状，呈浸润性生长。多数病例伴有移行细胞原位癌，而且常有移行上皮的鳞状化生和腺化生等。若单有小细胞癌成分，应与转移或侵犯的小细胞癌相鉴别。

7．未分化癌

上皮来源的恶性肿瘤，分化太差，不能归类。

## 五、尿道肿瘤

（一）良性肿瘤

非常少见，上皮来源的包括鳞状细胞癌乳头状瘤和移行细胞乳头状瘤、内翻性乳头状瘤和尿道腺瘤。非上皮来源的包括平滑肌瘤、纤维瘤、血管瘤。

（1）鳞状上皮乳头状瘤。少见。两性均可发生，以30~49岁较多。多见于远端尿道，尤其尿道外口处。肉眼观察：在尿道见一肿块，触之易出血。一般单发，常有蒂。切面呈灰白色或棕红色，见多个乳头状突起。

镜下观察：为被覆鳞状上皮的乳头，上皮可出现不典型增生，需要与尖锐湿疣相鉴别。

（2）移行细胞乳头状瘤。少见。主要发生于尿道近端。可与膀胱、输尿管的乳头状瘤同时发生，大体和组织学也相似。约10%的尿道移行细胞乳头状瘤可发展成移行细胞癌。

（3）内翻性乳头状瘤。较少见，男性多见。好发年龄在50~80岁。大体和组织特点类似于膀胱内翻性乳头状瘤。诊断时应与癌相鉴别。

（4）尿道附属腺腺瘤。尿道球腺腺瘤，极少见，只发生在男性，见于尿道前列腺部。尿道旁腺腺瘤只发生在女性，多见于尿道口附近。两种腺瘤腺体一般较小，不超过1 cm。组织形态为大小不一的腺腔，被覆立方或柱状上皮，无明显异型，有时可见乳头结构。

（5）尿道平滑肌瘤。少见，女性好发，男性也可发生。女性常见于近端尿道，男性则以前列腺和舟状窝常见。好发年龄为30~40岁。瘤体一般小于1 cm，但也有报告5 cm者。它是圆形、表面光滑质硬的灰白结节。镜下观察由平滑肌束组成。

（6）尿道血管瘤。在尿道良性间叶肿瘤中较多见。临床主要表现为尿道出血。男性好发。高峰年龄在20~30岁，可发生于尿道的任何部分。肿瘤呈深红色，扁平或隆起于黏膜面，质软。镜下观察常由毛细血管组成。虽为良性，但与周围组织界线不清。

（二）恶性肿瘤

1. 尿道癌

尿道癌罕见。女性多见，男女比例约为1：5。好发于中老年人。肉眼观察：可分为蕈伞型、缩窄型和溃疡型。镜下观察：包括鳞状细胞癌、移行细胞癌和腺癌，以鳞状细胞癌多见。鳞状细胞癌好发于尿道前段或中段；移行细胞癌好发于后尿道；腺癌好发于中段尿道。另外，还有透明细胞癌和尿道泄殖腔源性癌等少见类型。

2. 尿道肉瘤

尿道肉瘤罕见。男性比女性多见。以肌源性肉瘤最多见。任何年龄都可能发生，儿童以横纹肌肉瘤为主，成人以平滑肌肉瘤为主。其他肉瘤还包括恶性纤维组织细胞瘤、骨肉瘤、纤维肉瘤和脂肪肉瘤等。

3. 其他肿瘤

（1）恶性黑色素瘤。发生率较低。尿道是泌尿系统原发性恶性黑色素瘤好发部位。女性多见，好发年龄为40~80岁，多发生于前尿道。诊断原发性恶性黑色素瘤必先排除转移。

（2）淋巴造血系统肿瘤。淋巴瘤、粒细胞肉瘤和浆细胞瘤等。

（3）副神经节瘤和类癌。

# 第二节 男性生殖系统肿瘤的病理学诊断

## 一、阴茎肿瘤

（一）瘤样病变及良性肿瘤

1. 干燥性阻塞性龟头炎

干燥性阻塞性龟头炎是一种原因未明的阴茎头部慢性硬化萎缩性皮炎，在临床上要与癌相鉴别。阴茎龟头萎缩、变小、变硬，呈灰白色象牙状外观。镜下表现：①上皮表层角化过度；②棘细胞层萎缩而致上皮脚变平，基底细胞可有液化；③真皮层纤维组织增生并透明变性，可见以淋巴细胞为主的慢性炎细胞浸润。

2. 阴茎硬结症

阴茎硬结症患者以中老年人居多，病因不明。多位于阴茎背侧冠状沟处，为单发结节，直径为0.6~6 cm（平均2 cm），硬韧，阴茎变形。

早期血管周围大量淋巴细胞、浆细胞浸润；晚期局部大量纤维组织增生，平滑肌萎缩，形似纤维瘤，其间有数量不等的慢性炎细胞浸润，少数病例可发生钙化或骨化。

3. 假上皮瘤样增生

假上皮瘤样增生形态学表现为表皮明显增厚，主要是棘细胞层增厚，上皮脚不规则向深部延伸，呈尖锐分支状，长短不一。增厚的表皮全层仍有从基底部向棘细胞层，再向表层分化的倾向，无细胞异型性。真皮层有较多慢性炎细胞浸润，纤维组织亦增生[①]。鉴别诊断如下。

（1）尖锐湿疣。表皮向表面形成明显乳头状突起，上皮脚则圆钝、整齐。

（2）鳞状细胞癌。细胞极向消失，异型性明显。

4. 阴茎头冠乳头状瘤病

阴茎头冠乳头状瘤病是鳞状上皮良性多发性乳头状增生，可能与HPV感染无关。表现为位于阴茎头背侧近冠状沟处的多发性珍珠样灰白色结节，表面光滑，质硬，常三五成群分布。镜下鳞状上皮呈低矮的乳头状增生，表面角化过度，棘细胞层轻度肥厚，无非典型增生和挖空细胞。乳头轴心内血管较少。真皮层内无

---

① 周翔，秦远，宋宁宏. 阴茎肿瘤的诊断及手术治疗进展[J]. 中华男科学杂志，2018，24（11）：1036-1040.

炎性反应。

5. 阴茎囊肿

（1）皮样囊肿为先天性囊肿，多见于青少年，位于皮下，与表皮无粘连；潴留性囊肿（皮脂腺囊肿）；表皮囊肿。

（2）黏液样囊肿。属代谢异常，可见于阴茎体部，单发。镜下见病变位于真皮层，囊肿边界不清，含大量黏液样物质，其中散在梭形或星芒状成纤维细胞。

6. 血管瘤

阴茎血管瘤属先天发育异常，分为鲜红斑痣、毛细血管瘤、海绵状血管瘤和混合型血管瘤。注意不要将阴茎海绵体自身丰富的血管和血窦误诊为血管瘤。

（二）癌前病变

1. 白斑

白斑多见于龟头及包皮部。临床上表现为边界较清楚的白色病损，数毫米至1cm，癌变率为7%～13%。

2. 皮角

皮角病因未明，多位于龟头及包皮部，亦可见于阴囊。病变卷曲或直立如羊角突出于黏膜或皮肤表面，坚硬，直径数毫米至数厘米。

3. 尖锐湿疣

尖锐湿疣是由人乳头状瘤病毒（HPV）引起的一种性病，大部分患者年龄为20~40岁，多发生于龟头、冠状沟和包皮，一般为多发性，呈多个散在或丛状分布的尖细乳头，粉红色。

根据病程和病变大小分为微小湿疣、尖锐湿疣、巨大尖锐湿疣。有明显非典型增生，有HPV5、6、18、31、38感染者与生殖器癌密切相关。

巨大尖锐湿疣虽属良性，由于对足叶草素治疗不敏感，一般应手术切除，且术后易复发，有人认为属低度恶性肿瘤。

4. 鲍温样丘疹病

鲍温样丘疹病与HPV感染有关。阴茎皮肤或黏膜呈现多发性丘疹样结节。

结节处鳞状上皮增厚，棘细胞层内可见成簇分布、明显异型的大细胞（较鲍温细胞小），其胞核不规则、深染，胞质空泡状，核分裂象很少见。这种异型细胞称为鲍温样细胞。

本病预后好，大多数可自然消退，仅少数病例进展为癌。鲍温样丘疹病与鲍温病的鉴别要点：前者多见于30岁以下患者，病变呈多发性，质较软，且常累及阴茎体部皮肤；后者则多见于阴茎头部，患者年龄多大于40岁，病变软而粗糙，表面常结痂。

5. Queyrat增殖性红斑

Queyrat增殖性红斑多见于老年人，平均发病年龄为51岁。绝大多数位于阴茎龟头、包皮处，偶可见于皮肤、唇、口腔及女阴部。病变常常缓慢生长或保持多年无明显变化。其恶变的迹象为发生溃疡或乳头状增生。

病变多为单发，偶有多灶，大小一般在1～2 cm，为边界清楚、鲜红发亮的柔软斑块，表面平滑，中央略隆起，边缘稍薄。

（1）镜下表现：①表皮角质层、颗粒层增厚，有角化不全，无角化过度；②棘细胞层增生、肥厚，上皮脚下延、狭窄、不规则、分支、互相吻合；③整个表皮层为一致性、极向紊乱、异型的细胞占据，核分裂象多见；④基底膜完整，真皮浅层有大量浆细胞、淋巴细胞和嗜中性粒细胞浸润，毛细血管扩张。

（2）鉴别诊断：鲍温病有过度角化及角化不全，且肿瘤细胞大小不等，有多核巨细胞出现，真皮内炎细胞浸润不显著。而增殖性红斑无角化过度，肿瘤细胞大小一致，真皮层炎细胞浸润明显。

（三）原位癌

1. 鲍温病

鲍温病可见于阴茎的不同部位及阴囊，最常发生于阴茎头部，以中老年为多。病变边界清楚，呈红褐色，表面略隆起，附有不易去掉的痂皮，强行剥离后痂皮下呈渗血性颗粒状的肉芽组织创面。病灶平均直径为1.3 cm。

2. 阴茎佩吉特病

阴茎佩吉特病是原位癌的一种特殊类型，常见于阴茎头、包皮，也可见于阴茎体。目前认为鲍温病是癌细胞向棘细胞分化所致，而佩吉特病是癌细胞向汗腺、皮脂腺分化所致。这种瘤细胞体积大、核深染、胞质透亮呈空泡状，但不含糖原，称为佩吉特细胞。

病变呈清楚的斑丘疹状，表现为红色、湿润而似湿疹，也可出现表浅溃疡及结痂。镜下表皮增厚，以上皮内见到佩吉特细胞为诊断依据。佩吉特细胞在表皮内形成小巢、小条索状，偶尔呈腺管状。

（四）阴茎癌

阴茎癌的病因尚不明了，目前一般认为与包茎、包皮过长、包皮阴茎头炎及HPV感染有关。几乎所有阴茎癌都发生于包皮囊内，发生部位的多少依次为阴茎头部、包皮、冠状沟、包皮系带及阴茎体。阴茎癌的组织学类型绝大多数为鳞状细胞癌，疣状癌、乳头状癌为低度恶性鳞状细胞癌的特殊类型，病理诊断有时较困难。基底细胞样癌则为高度恶性肿瘤。

1. 疣状癌

疣状癌又称巨大湿疣样癌，生长缓慢，平均病程为56个月，发病中位年龄为57岁。以外生型乳头状生长方式和宽基底的边界为特征，其诊断要点：①外生型乳头状突起似巨大尖锐湿疣；②大多数区域细胞分化良好，与湿疣相似但无挖空细胞；③小部分区域细胞有异型性，似分化好的鳞状细胞癌，核分裂象少见；④要有局灶性浸润。

与巨大尖锐湿疣的鉴别是见到异型性细胞区域、明确的浸润及无挖空细胞；与分化好的鳞状细胞癌的鉴别在于疣状生长，仅个别局灶性浸润及具有灶性异型性细胞。

单纯性疣状癌不发生转移，约1/3病例可复发。

2. 乳头状癌

乳头状癌是一种外生性、生长缓慢、低度恶性的鳞状细胞癌，没有湿疣改变，边缘有不规则浸润。乳头状癌与普通型鳞状细胞癌的鉴别在于后者乳头不明显，细胞分化较差；乳头状癌与疣状癌细胞学相似，但肿瘤与间质的交界表现不一，前者呈锯齿状，后者呈鳞茎状。

3. 基底细胞样癌

基底细胞样癌是一种破坏性大、高度恶性、向深部浸润的阴茎肿瘤，死亡率为59%，与人乳头状瘤病毒相关。占阴茎肿瘤的5%～10%，发病中位年龄为52岁。阴茎头是主要发病部位，大体上呈很平坦的不规则溃疡型肿块，切面为实性棕色组织，常取代尿道海绵体，伴有白膜和阴茎海绵体浸润。镜下为密集排列的实性癌巢，癌巢中心常有粉刺样坏死。由于收缩，细胞岛周围常出现透明裂隙。肿瘤细胞体积小，像基底细胞，核仁不明显，核分裂象多见。在部分病例中，癌巢中心可见灶状角化，外周细胞呈栅栏状排列。

（五）其他癌

阴茎基底细胞癌、肉瘤样癌、腺癌和腺鳞癌均罕见，形态同皮肤的相应癌瘤。

（六）阴茎其他恶性肿瘤

阴茎的其他原发性恶性肿瘤罕见，病理学特点同其他部位的相应肿瘤。可原发于阴茎的恶性肿瘤有恶性黑色素瘤、恶性血管外皮瘤、血管肉瘤、纤维肉瘤、横纹肌肉瘤、平滑肌肉瘤、恶性纤维组织细胞瘤、卡波西肉瘤等，其中阴茎的纤维肉瘤较其他部位恶性程度相对较低，发生转移较晚。

阴茎虽然是血管极其丰富的器官，但很少发生肿瘤转移，转移癌多以泌尿道为主，最常见的是膀胱癌和前列腺癌，占50%～78%，直肠与乙状结肠癌占25%，其余为肺癌、胰腺癌、肾癌、输尿管癌、睾丸癌、皮肤癌及骨肿瘤。阴茎转移癌的一个突出的临床表现为"恶性阴茎异常勃起"，是大部分阴茎海绵体被肿瘤取代所致。

## 二、阴囊肿瘤

（一）阴囊瘤样病变

1. 硬化性脂肪肉芽肿

主要见于成人，可累及阴茎、阴囊、精索、会阴部，可能与外伤有关。肿瘤呈结节状，切面可见小囊腔，有油脂感。镜下为肉芽肿反应、炎症及硬化，环绕脂质形成肉芽肿反应。需要与腺瘤样瘤、淋巴管瘤及脂肪肉瘤相鉴别，主要区别点在于硬化性脂肪肉芽肿是炎症性病变，可见异物性巨细胞、浆细胞、嗜酸性粒细胞及组织细胞，并非真性肿瘤。硬化性脂性肉芽肿多发生于40岁以下，而脂肪肉瘤多发生在40岁以上。

2. 特发性钙质沉着症

多见于年轻人，可单发或多发，阴囊部触之有坚硬的结节。镜下见真皮及皮下组织内呈颗粒状或团块状钙盐沉着，HE染色呈深蓝色。其周围有时可见组织细胞和异物性巨细胞等肉芽肿反应。

此病原因不明，部分病例继发于表皮囊肿破裂。

（二）阴囊良性肿瘤

1. 阴囊囊肿

阴囊的先天性囊肿为阴囊缝未能闭合所致，可单发或多发，一般小于2 cm，位于阴囊中线部位，也可见于阴茎或会阴部。囊肿壁内被覆鳞状上皮，含黏液样物质，有时出现小结石。

阴囊囊肿中更多见的是皮脂腺囊肿。

2. 痣

阴囊皮肤的色素痣较多见，以交界痣和混合痣为多。

3. 其他肿瘤

可发生于阴囊的软组织良性肿瘤有血管瘤、血管角皮瘤、淋巴管瘤、脂肪瘤、平滑肌瘤、纤维瘤、黏液纤维瘤、黏液瘤、脂肪黏液纤维瘤、侵袭性血管黏液瘤等。

（三）阴囊恶性肿瘤

1. 原发性恶性肿瘤

阴囊的原发性恶性肿瘤有鳞状细胞癌、基底细胞癌、汗腺癌、纤维肉瘤、恶性纤维组织细胞瘤、横纹肌肉瘤、平滑肌肉瘤、脂肪肉瘤、卡波西肉瘤、未分化梭形细胞肉瘤、黑色素瘤、恶性淋巴瘤、佩吉特病、鲍温病等，其中以鳞状细胞癌最多见，且多为高分化鳞癌，其发生常显示与职业有关（如扫烟囱工人、煤焦油工人、石蜡工人和纺织工人），而在其他职业的人口中极罕见，以局部浸润为主，转移较晚。

2. 转移性肿瘤

阴囊的转移性肿瘤主要来自阴茎、睾丸、精索部位肿瘤的扩展和直接浸润，也有肾透明细胞腺癌和小肠类癌转移至阴囊的报告。

## 三、睾丸肿瘤

（一）睾丸瘤样病变

1. 未成熟曲细精管结节

由被覆不成熟支持细胞的弯曲的小管构成，常见于未降的睾丸，又称为支持细胞结节、Pick腺瘤。肾上腺皮质综合征的睾丸病变，患肾上腺皮质综合征时，可见与睾丸间质细胞和肾上腺皮质的大细胞相似的细胞弥散或结节状排列。增生的细胞胞质丰富红染，典型时有大量脂褐素，使肿瘤外观呈黑色。细胞间为透明间质，此外细胞核具有非典型性，可见核分裂象，双侧多见，难以确定其是否为肿瘤性异常增生。

2. 雄激素不敏感综合征的睾丸病变

雄激素不敏感综合征的睾丸病变为由三种成分构成的错构瘤样病变：曲细精管、间质细胞和卵巢样间质。常与雄激素不敏感综合征（AIS）合并存在。

3. 睾丸结节性早熟

睾丸结节状增大，由不同成熟程度的睾丸和间质构成形状不规则的结节，邻近成熟的睾丸组织甚少或不见。促性腺激素可诱发本病。

4. 特殊性睾丸炎

①流行性腮腺炎性睾丸炎：成人流行性腮腺炎约1/4病例并发睾丸炎，儿童腮腺炎并发睾丸炎者少见。镜下改变同一般炎症，严重病例可导致不育症。②睾丸结核病：比较少见，多由附睾、前列腺结核直接蔓延引起，少数病例可由血道播散引起。③梅毒性睾丸炎：多为二期或三期梅毒，典型病例见树胶样肿，其直径为1～3 cm、边缘不规则的黄色坏死灶，周围包绕一厚层灰白色纤维结缔组织。其他如非典型分枝杆菌病、布鲁氏菌病、真菌病、麻风、弓形虫病、立克次体病和寄生虫病均可被误认为肿瘤。

5. 非特殊性睾丸炎

主指病原体不明的睾丸炎。

6. 肉芽肿性睾丸炎

病因不明，可能是自身免疫性疾病。病变睾丸肿大，切面呈结节状或为弥漫性，橡皮样韧，灰白色、淡黄色。附睾也可受累及，可合并有精子性肉芽肿。病变镜下特征是曲细精管内和曲细精管间的肉芽肿性炎，无干酪样坏死。

7. 睾丸软斑病

原因不明，可独立发生或伴随附睾炎。病变与膀胱软斑病相似，由大量组织细胞聚集成肉芽肿。组织细胞体积大，胞质丰富、嗜酸性颗粒状，有时呈空泡状，核呈圆形或卵圆形，有小核仁。胞质内常可见圆形或卵圆形、大小不等的含钙小体，称米夏埃利斯-古特曼小体（Michaelis-Gutmann body），PAS染色阳性。

8. 脾性腺融合

脾性腺融合一般累及左侧睾丸，有连续型和不连续型两种形式。

9. 中肾残留

残留的肾小管和肾小球偶尔增生并形成肿瘤样病变，睾丸的肾母细胞瘤被认为来源于这些残瘤组织。

10. 表皮囊肿

被覆没有皮肤附属器的角化鳞状上皮的囊肿。

11. 囊性发育不良

囊性发育不良罕见，发生于婴幼儿和儿童，可为双侧，可合并同侧肾发育不全或双肾发育不良。睾丸由多数体积、形状不一，相互交通的囊腔构成，囊内壁被覆单层扁平或立方上皮。

（二）生殖细胞肿瘤

1. 癌前病变

曲细精管内恶性生殖细胞又称为睾丸原位癌、管内生殖细胞肿瘤或睾丸上皮内胚细胞。约50%的患者数年后曲细精管内恶性生殖细胞可发展为侵袭性生殖细胞肿瘤。

恶性生殖细胞位于曲细精管内，具有含糖原的丰富胞质，核大而不规则，核直径多在$10\mu m$以上（正常生殖细胞核平均直径为$6\mu m$），染色质粗，有两个或多个明显的核仁。这些细胞单个或成簇出现，曲细精管基底膜可增厚并玻璃样变，未受累及的曲细精管常萎缩。恶性生殖细胞胎盘碱性磷酸酶（PLAP）免疫组化染色为阳性。

2. 单一组织类型生殖细胞肿瘤

精原细胞瘤又称为胚细胞瘤，占睾丸生殖细胞肿瘤的50%左右，其平均发病年龄是40岁，比非精原细胞瘤性生殖细胞肿瘤要晚5～10年，青春期前及50岁后少见。临床主要症状为睾丸肿大，可伴有疼痛，约10%病例首发症状由转移灶引起。生物学行为属低度恶性，对放射治疗高度敏感。

大体检查可见肿瘤直径一般为3～5 cm，但可从微小至巨大。肿瘤切面隆起高于周围组织，有界线但无包膜，呈分叶或多结节状，实性，鱼肉状，灰白色略黄，可有灶性出血坏死。

组织学分型如下。

（1）典型精原细胞瘤。占精原细胞瘤的90%以上，肿瘤细胞体积大而一致，呈圆形或多角形，胞膜界线清楚，胞质丰富而透明，含大量糖原，核大而规整、居中、染色质呈块状，核仁特别明显、嗜双色性、轮廓不规则，核分裂多见。在坏死灶中常见影细胞。此外尚可见到巨细胞和合体滋养层细胞，后者亦称为"伴有合体滋养层细胞的精原细胞瘤"。

瘤细胞被纤细的纤维结缔组织条索分隔成大小不一的巢状,亦可排列成梁索状、管状、筛状或单行呈列。几乎所有的精原细胞瘤间质内都可见到淋巴细胞、浆细胞浸润,大部分淋巴细胞属于T细胞,有时可见淋巴滤泡形成;在近50%的病例中可见肉芽肿性反应,状似结核。

(2)间变性精原细胞瘤。其形态改变介于典型精原细胞瘤与胚胎性癌之间,瘤细胞多形性明显,大小不等、形状不规则,核深染、核更大且空,核分裂象大于等于6个/HPF。淋巴管和血管浸润常见,而间质淋巴细胞浸润和肉芽肿性反应不明显。

(3)精母细胞性精原细胞瘤。一般发生于50岁以上人群,平均年龄为57岁,多无症状。此瘤仅发生于睾丸内,与隐睾无关,9%的病例双侧睾丸受累及,不合并其他生殖细胞肿瘤成分,转移极罕见,预后良好。

肉眼观察肿块较大,质软,呈胶冻样外观,可为海绵状及囊性变,一般不出现出血坏死。镜下观察瘤细胞有三种类型:第一种主体瘤细胞为中等大小(15~18μm),核圆形,染色质呈细颗粒状,核仁可见,胞质丰富且嗜酸;第二种细胞为小淋巴样瘤细胞(6~8μm),核圆形,嗜碱、毛玻璃样,胞质少、嗜酸;第三种细胞为单核或多核性巨细胞(50~100μm),核大且呈圆形或卵圆形,核仁明显,部分核含丝团状染色质,胞质丰富、嗜酸。肿瘤细胞排列弥漫,有微囊形成,间质缺乏淋巴细胞浸润和肉芽肿性反应。

3. 胚胎性癌

睾丸胚胎性癌是由多潜能未分化细胞组成的高度恶性肿瘤,发病年龄多在20~30岁,比精原细胞瘤时间缩短10年。临床上为睾丸进行性肿大并伴有疼痛,就诊时1/3病例已有转移。

(1)大体检查:肿瘤一般比精原细胞瘤小(平均直径为2~3 cm),边界不清,呈浅灰色,常有出血坏死而呈多彩状。10%~20%患者的附睾或精索受累及。

(2)光镜检查:①肿瘤细胞呈幼稚状,体积大,胞界不清,胞质呈透明或颗粒状,核大、多形性明显,核膜粗糙不规则、易见折叠核,染色质块状,核仁明显。有的细胞含深染的"污秽"样核,对此瘤诊断有一定特征性。常见单核、多核奇异性瘤巨细胞,核分裂象多见。②肿瘤细胞排列多样,可呈不成熟的腺泡状、乳头状、管状及实性区,其间有不规则裂隙、腔隙,可出现器官样结构。

③本瘤的间质变化很大，有的有极少、疏松水肿，有的呈纤维性或透明变性，有的则细胞丰富。淋巴细胞浸润可有可无。

（3）免疫组化：PLAP、角蛋白、CD30（Ki-1）阳性，少数病例甲胎蛋白（AFP）阳性，EMA阴性。

（4）鉴别诊断：精原细胞瘤的胚胎性癌癌细胞边界不清，似合体细胞，多形性明显，而精原细胞瘤细胞边界清楚，呈卵石状排列、细胞大小一致，淋巴细胞和肉芽肿性反应明显；当见到裂隙腔、不成熟腺泡、乳头、小管等结构时可排除精原细胞瘤。

4. 卵黄囊瘤

卵黄囊瘤又称为内胚窦瘤、幼年胚胎瘤、卵黄囊癌等，是一种向卵黄囊和羊膜分化的生殖细胞肿瘤，为青春期前儿童最常见的生殖细胞肿瘤，平均发病年龄是17~18个月。肿瘤多位于白膜内，边界清楚但无包膜，切面呈灰白色、灰黄色或棕褐色，常有囊性变和黏液变，出血坏死易见。

鉴别诊断：胚胎性癌的瘤细胞形态多样，缺乏Schiller-Duval小体和嗜酸性玻璃样小体，核浆比例大。

5. 多胚瘤

多胚瘤罕见，主要由胚胎样小体构成。胚胎样小体直径多在1 mm以下，由中央胚盘、相似于羊膜腔的被覆扁平上皮的腔隙、相似于卵黄囊内胚层的管状结构组成。围绕胚胎样体周围的是疏松的原始的胚外间充质成分，即规则的梭形细胞。只有当肿瘤的全部或主要成分为单独或明显的胚胎样体时才能诊断为多胚瘤。

## 四、睾丸附件肿瘤

### （一）睾丸附件瘤样病变

胚胎残留及囊肿形成鞘膜突残余见于精索内或腹股沟管内，呈圆形、卵圆形，犹如两个睾丸，与腹腔及睾丸鞘膜囊不相通；睾丸附件位于睾丸头部下的白膜上，主要由疏松结缔组织组成，其中有苗勒上皮被覆的小管，为输卵管伞端相应的苗勒管残余；附睾附件位于附睾的前上端，有一带蒂的囊状结构，囊外为浆膜、囊壁被覆有纤毛的柱状上皮，浆膜与上皮之间为疏松结缔组织，为中肾管残余；旁睾在附睾头部水平的结缔组织中，是一组小管状结构，属于中肾管残余；

迷走管是在睾丸和附睾体之间的一组中肾管残余。

1. **肾上腺皮质残余**

肾上腺皮质残余可见于睾丸网、睾丸鞘膜、睾丸与附睾和精索，为相似于正常肾上腺皮质细胞构成的边界清楚的结节。

2. **睾丸网腺瘤样增生**

睾丸网腺瘤样增生少见，文献报道平均发病年龄为59岁。肿块位于睾丸门，实体性或囊性，体积常很小，可为镜下偶尔发现。睾丸网上皮增生呈腺管乳头状结构，在小管内有许多乳头形成，偶呈筛状结构，上皮细胞异型性不明显。一些病例上皮细胞有明显的玻璃小球形成，状似卵黄囊瘤。免疫组化角蛋白和EMA阳性，波形蛋白、肌动蛋白、结蛋白和S-100蛋白阴性。

3. **睾丸网钙化结节**

睾丸网间质结缔组织呈结节状增生钙化，可能为一种营养不良性病变。

4. **睾丸网囊性扩张**

睾丸网囊性扩张常由附睾和/或输精管梗阻引起，可见附睾管和睾丸网管腔明显扩张，腔内含大量精子聚积和活跃的组织细胞吞噬现象。

5. **胎粪性睾丸周围炎**

胎粪性睾丸周围炎由胎儿期胎粪性腹膜炎引起，由于内脏穿孔，胎粪漏入腹腔，通过未闭的鞘膜突进入阴囊，黏附于睾丸白膜上。患病婴儿可以睾丸肿物就诊。肉眼观察为黏附于睾丸的绿色肿物，镜下观察肿物由色素性巨噬细胞、黏液样间质、鳞屑和脱毛构成，并可发生间质增生和钙化。

6. **炎性假瘤**

炎性假瘤又称为纤维瘤样睾丸周围炎、结节性睾丸周围炎。临床以30～60岁多见，45%伴有鞘膜积液，30%有外伤史或睾丸附睾炎病史。可发生于附睾、白膜及精索。病变大小为0.5～8.0 cm，多结节时常较小，呈灰白色或灰黄色。镜下以机化的肉芽组织为主，可见透明变性、钙化及骨化。炎细胞以淋巴细胞为主，其他为浆细胞、组织细胞及嗜酸性粒细胞。

7. **附睾精子性肉芽肿**

患者年龄多在40岁以内，病变为附睾肿大、质硬并伴有疼痛。在附睾头部可见直径0.5~3.0 cm的结节状病变，质实，呈灰黄色，偶有小囊形成。镜下以围绕精子形成炎性肉芽肿为特征。早期，呈现大量中性粒细胞和组织细胞渗出、浸润，病灶中常可见到退变精子和组织细胞吞噬精子现象；中期，上皮样细胞增生，有些病例可见多核细胞形成结核样肉芽肿，肉芽肿中央常有蜕变精子和细胞坏死崩解碎片，无干酪样坏死。其外围还可见多少不等的淋巴细胞浸润；晚期，肉芽肿发生纤维化和玻璃样变，成为玻璃样纤维性结节，在结节中央有时尚可见到一些蜕变精子、炎性细胞和脂褐素。

8．精索炎

增生性精索炎，又称作精索假肉瘤性肌成纤维细胞增生。大部分病例在疝修补术时偶然发现，组织图像与结节性筋膜炎相似；丝虫性精索炎，在精索内由大量嗜酸性粒细胞形成嗜酸性肉芽肿，肉芽肿中央坏死灶内常有微丝蚴。

9．结节性输精管炎

大部分病例发生于输精管切除术或疝修补术后，形态变化与附睾精子性肉芽肿相似。

（二）睾丸附件肿瘤

腺瘤及乳头状囊腺瘤为良性肿瘤或错构瘤性质，主要见于成人附睾头部，可见于一侧或双侧，常有家族史，可合并小脑血管母细胞瘤。

肿瘤直径为1~5 cm，边界清楚或有包膜。切面呈实性、海绵状或囊性，囊内为透明液或血性黏液。

光镜检查中多见纤维血管轴心的乳头状结构，被覆单层、双层的立方状、低柱状及高柱状上皮，胞质丰富透亮，胞界清楚；还可见扩张的导管和小囊状结构，囊壁为纤维组织，囊内被覆扁平或立方上皮。免疫组化上皮细胞表达角蛋白和癌胚抗原，大豆凝集素阴性，可与转移性肾透明细胞腺癌相鉴别。

1．腺瘤样瘤

腺瘤样瘤是附睾最常见的肿瘤，占附睾部位肿瘤的32%，多位于附睾下极。腺瘤样瘤还可见于白膜、精索、子宫、输卵管、卵巢、阔韧带及腹膜后肾上腺部位。发病年龄为18~79岁，以30~50岁为多，平均为36岁。腺瘤样瘤在附睾中左侧多于右侧。

肿块常较小，直径为0.4~5.0 cm，平均为2 cm，呈圆形或卵圆形结节，边界较清，无包膜。质地实、灰白色，偶有小囊形成。肿物可占据整个附睾，甚至侵入睾丸实质，但并非恶变。切面呈灰白色或黄白色，湿润而有光泽，质地粗糙，呈纤维状或螺旋状纹理。

镜下肿瘤由上皮细胞和间质成分构成。上皮细胞呈扁平状、立方状及低柱状，根据上皮细胞排列方式，可分为实心索状型、腺管状型及脉管瘤样型，这三种结构常以不同比例共存于同一肿瘤中。肿瘤细胞胞质内常有空泡形成，可如印戒状，内含黏液而非脂肪；间质富含相互交织的平滑肌和弹性纤维，纤维组织增生和淋巴细胞浸润，可有生发中心形成。无核分裂象，偶见缺血性坏死。

2. 间皮瘤

间皮瘤发生于睾丸鞘膜，大部分病例属恶性，形态结构与发生于腹膜者相似，肿瘤中可查见砂粒体，应与苗勒氏源性浆液性肿瘤鉴别，间质浸润是判断肿瘤恶性的有力证据。间皮瘤与间皮增生的鉴别点是，间皮瘤形成肉眼可见的肿物，乳头分支复杂，含纤维血管组织轴心，浸润性生长，炎症背景少见。

3. 勃伦纳瘤

勃伦纳瘤罕见，一般位于睾丸和附睾头之间，肿块小，形态结构与卵巢勃伦纳瘤相似，由上皮细胞和纤维组织混合形成。来源未定，可能来自苗勒氏管残余。

此外，睾丸鞘膜亦可发生其他类型卵巢型上皮性肿瘤，如良性、交界性、恶性之浆液性肿瘤、黏液性肿瘤、宫内膜样肿瘤等。

4. 睾丸网腺癌

睾丸网腺癌非常罕见，起源于睾丸网的管道上皮。多见于中老年。恶性度高（常于诊断后1年内死亡）。肿瘤位于睾丸纵隔，呈圆形或卵圆形结节，切面呈灰白色或棕色，可有出血坏死，常侵及睾丸体部、附睾、鞘膜及精索。镜下肿瘤细胞异型性明显，核分裂象多见，排列成管状、乳头状、囊状或实体状。肿瘤细胞与正常睾丸网上皮细胞之间可呈现形态上的移行，这对于睾丸网腺癌的确诊很重要。

诊断睾丸网腺癌应排除侵犯睾丸网的其他睾丸肿瘤和转移癌。

5. 附睾癌

附睾原发癌极少，但恶性程度高，病程短，广泛转移，多在8个月内死亡。组织学上可见到腺癌、鳞状细胞癌、乳头状腺癌、低分化癌和未分化癌等。

6. 良性间叶性肿瘤

附睾、精索等部位可发生脂肪瘤、纤维瘤、侵袭性血管黏液瘤等良性间叶性肿瘤，病理形态同软组织的相应肿瘤。

### 7. 色素性神经外胚层肿瘤

色素性神经外胚层肿瘤又称为视网膜始基瘤、色素性错构瘤和色素性突变瘤。在生殖系统常见于附睾，患者通常是婴儿，发生年龄为3个月至8岁，平均年龄为7个月。形态上与更常见的颌骨的色素性神经外胚层肿瘤相似，是具有恶性潜能的肿瘤。

### 8. 促纤维增生性小圆细胞肿瘤

肿瘤常位于附睾附近，其形态特点同腹部的相应肿瘤，在显著的纤维性间质中可见排列成巢状、索状的小圆细胞，肿瘤细胞中上皮性和肌性双表达，预后差。

### 9. 横纹肌肉瘤

横纹肌肉瘤是睾丸附件最多见的肉瘤，尤其是精索，组织类型中以胚胎型横纹肌肉瘤为多。儿童多见，好发年龄在5个月至28岁。肿瘤常将附睾、睾丸压于一旁，白膜常受累及，也可侵及阴囊壁层或包绕整个睾丸。其组织形态是软组织相应的肿瘤。

睾丸切除后10%的患者局部可复发。转移以腹膜后淋巴结为多，行腹膜后淋巴结清扫后可存活1～2年。

## 五、前列腺肿瘤

### （一）瘤样病变及上皮异常

#### 1. 手术后梭形细胞结节

手术后梭形细胞结节是发生在经尿道切除（TUR）后过度的间质反应，其间隔从几周到几个月不等。在前列腺区出现质脆、略呈红色的小结节，可能是手术后出血的原因。结节表面部分似肉芽组织，深部极富于细胞并且有活跃的核分裂象而类似肉瘤。交错的梭形细胞束之间可以看到外渗的红细胞，类似卡波西肉瘤。增生的细胞多半是肌成纤维细胞，免疫组化显示角蛋白、肌动蛋白双表达，但EMA阴性。生物学行为良性。

#### 2. 炎性假瘤

类似的病变更常见于膀胱，也可见于前列腺。镜下在黏液样背景上出现富于血管和炎性细胞的肉芽组织。

#### 3. 尿道息肉

尿道息肉由前列腺来源的高柱状细胞组成，是年轻成人血尿的一个常见原因。它们可以有绒毛状结构并易在精阜中发现，也可沿前列腺尿道部的后侧大部和两侧表面生长。传统上认为它们来源于前列腺尿道部的异位前列腺组织，但很可能是一种增生性的化生，PSA强阳性。大多数病例通过经尿道电灼而治愈，少数局部复发。

4. 髓外造血

髓外造血偶见于骨髓纤维化的患者，前列腺出现髓外造血灶，非典型巨核细胞易与恶性细胞混淆。

5. 前列腺良性增生

前列腺良性增生是最常见的产生症状的前列腺瘤样病变，为性激素平衡失调所致，少见于50岁以下者，而后随年龄增长而增加，直到80岁。临床主要表现为排尿困难。

（1）大体观察：前列腺明显增大，重量超过正常前列腺2～4倍，可达200 g以上。增生多位于移行区，以中叶为主，其次为两个侧叶。切面呈大小不等的结节，有些结节呈蜂窝状结构，可见乳汁样液从蜂窝状腺腔中溢出，常见扩张的囊，囊内含有白色或淡黄色淀粉样物或结石；部分结节呈灰白色，质实。增生的结节压迫周围组织而形成假包膜，使结节易于剥出。

（2）镜下观察：前列腺的腺体、纤维组织和平滑肌均可增生，按其成分不同分为：①纤维肌腺瘤样型，最常见，腺体、平滑肌和纤维组织同时增生；②纤维肌型，以纤维组织和平滑肌增生为主；③腺瘤样型，以腺体增生为主，周围有少量平滑肌和纤维组织包绕，形成腺瘤样结构；④纤维血管型，主要为纤维组织和小血管增生；⑤肌型，以平滑肌增生为主，可不见腺体，易误为平滑肌瘤。以上各型在同一病例中可混合存在。

增生的腺上皮有"活动型"和"非活动型"两种："活动型"以成熟腺体为主，有分泌现象，细胞呈高柱状，常为双层，细胞边界不清楚，胞质丰富，呈细颗粒状或匀质状，核位于基底，突入腺腔的乳头细长，小叶间纤维间隔薄而纤细；"非活动型"腺上皮类似青春前期的前列腺腺泡，细胞呈立方形或低柱状，多为单层，乳头少而小，纤维间隔厚而粗。

腺腔内可有脱落的上皮细胞和分泌物，并可见淀粉样小体。结节压迫血管可造成贫血性梗死，其周围的腺体常发生鳞状上皮化生。间质中常有淋巴细胞浸润。鉴别诊断如下。

前列腺高分化腺癌：①腺癌多位于前列腺的外周区（后叶），良性增生常发生于前列腺的移行区（中央叶和两侧叶）。②小叶结构背景消失，腺体排列紊乱。③腺癌的腺样结构为单层或不规则的复层，细胞有异型性，基底细胞消失（CK34βE12阴性），有间质浸润。良性增生时腺体的上皮常为双层，腺上皮外有基底细胞（CK34βE12阳性）。④腺癌的间质内缺少平滑肌组织或被癌细胞分割。良性增生的腺体周围有环状的平滑肌和纤维组织包绕。⑤腺癌常侵犯神经。

6. 其他增生

（1）萎缩伴随性增生。表现为形状不规则和分布不均匀的小腺泡的增生，环绕着位于中央的萎缩的导管，但仍保持小叶的轮廓。见于前列腺的外周区，可与小腺泡型腺癌伴发。

（2）局灶性腺泡内增生。表现为上皮在腺泡内的局灶性增生，在有些囊性腺泡内，上皮增生呈乳头状突起，而在其他部位，细胞则退化呈扁平上皮。

（3）基底细胞增生。表现为腺泡内一种小的嗜碱性细胞的增生，这种细胞具有圆形或卵圆形的核，表面覆有一层分泌细胞。基底细胞的增生可为局灶性、经常性或小叶性，其腺泡周围常有间质增生及上皮鳞化。基底细胞增生可发展为腺泡内的筛状增生或腺性囊样结构，需要与筛状和囊性腺样癌区别。有明确的基底细胞、均匀的核，高分子角蛋白标记阳性，有利于增生的诊断。

（4）透明细胞筛状增生。透明细胞筛状增生罕见，病理上易与前列腺筛状癌混淆。镜下呈现结节性增生，结节内密集的腺泡较大，为立方至高柱状腺上皮并形成乳头状–筛状结构。间质较少，为纤维–平滑肌组织。增生的腺上皮胞质丰富、透明（富含糖原、无黏液），胞核无异型、大小一致、呈圆形或椭圆形、核仁不明显，不见核分裂象。基底细胞层明显。筛状腔隙内不含黏液和晶状体。

而筛状腺癌的肿瘤细胞有异型性，基底细胞层不完整或缺如，高分子角蛋白标记和DNA含量检测有助于鉴别。

7. 萎缩

（1）单纯性萎缩。结构存在，于大导管周围有萎缩的腺泡包绕，呈现假性浸润。萎缩腺泡呈树枝样分布，被覆双层细胞，即扁平的腺上皮和基底细胞，有的腺泡呈囊性扩张。

（2）硬化性萎缩。腺泡显著减少、缩小、扭曲，仍具有双层细胞；间质显著增生。

8. 鳞状上皮化生

鳞状上皮化生可与梗死相伴，或发生在雌激素治疗及手术后，或在应用留置导尿管后，特别是合并感染时。

9. 炎症

（1）慢性前列腺炎。比较常见，由细菌引起，多为革兰氏阳性杆菌。镜下常见炎症灶状侵犯前列腺导管和腺泡，腺腔扩张并充满富含中性粒细胞的分泌物，间质内可见淋巴细胞、浆细胞和组织细胞浸润。注意在前列腺良性增生时，间质中常见的灶状淋巴细胞浸润不能诊断为慢性前列腺炎。

（2）嗜酸性前列腺炎。又称过敏性前列腺炎，表现为渐进性坏死的星状小结节，绕以栅状排列的上皮样组织细胞和嗜酸性粒细胞，似风湿样结节为其病变特征，小血管炎常见。患者常有过敏性疾病和哮喘病史，末梢血液嗜酸性粒细胞常增高。有些病例伴全身性血管炎，血清PSA水平可升高。含有较多嗜酸性粒细胞的病变有前列腺医源性肉芽肿及寄生虫性前列腺炎。

（3）肉芽肿性前列腺炎。甚少见，病变坚硬如石，临床上易误认为癌。病因不清，可能是前列腺分泌液从腺泡腔或小导管外溢所致。前列腺体积增大，质地坚实，呈灰白条索状。镜下见小导管和腺泡扩张、上皮脱落，间质内有较多的淋巴细胞、浆细胞和嗜酸性粒细胞浸润，有异物巨细胞及假结核结节形成，无干酪样坏死。需要注意与前列腺结核、真菌病、梅毒性树胶样肿等相鉴别。

（4）前列腺软斑。原因不明，好发于中年人，平均年龄为50岁。可单独发生，也可同时伴有消化道和泌尿生殖系统各器官的软斑病。病变局部为不规则隆起肿块样，直径为1~3 cm，切面呈灰棕色或灰红色。镜下改变同睾丸。

10. 前列腺囊肿

（1）先天性前列腺囊肿。因苗勒氏管残留所致。位于前列腺背侧，常与膀胱壁、精索、附睾的苗勒氏管囊肿同时多灶性发生，或伴脐尿管未闭和脊柱裂畸形。囊壁被覆扁平或低立方上皮，上皮下有胶原纤维，囊内充以清亮或巧克力色液体。

（2）后天性前列腺囊肿。为潴留性囊肿，均位于前列腺内，可多发，体积小，囊内为黏液样物，被覆立方形的前列腺上皮。

11. 前列腺蓝痣

前列腺切面可见边界不清的小型黑色病灶。于梭形的纤维肌性间质细胞的胞质中含有黑色素，颇似皮肤蓝痣。

12．前列腺黑色素沉着症

前列腺间质细胞和腺上皮细胞的胞质内均含有黑色素。

（二）良性上皮性肿瘤

（1）乳头状腺瘤。发生于前列腺后尿道区前列腺。腺腔上皮增生，向腔内呈乳头状生长，乳头细长，表面被覆前列腺的腺泡上皮，乳头内具纤维血管轴心，与常见的前列腺腺泡固有的乳头状结构及乳头状增生有所不同，区别在于后者中作为轴心的纤维血管性间质含量丰富，乳头粗大。

（2）前列腺囊腺瘤。肿瘤巨大，切面含多个囊腔。镜下肿瘤组织由前列腺上皮被覆的腺体和囊腔及纤维间质组成。

（三）癌前病变

1．前列腺上皮内肿瘤（prostatic intraepithelial neoplasia, PIN）

前列腺上皮内肿瘤又称管内或管泡结构不良，是前列腺腺癌的一种癌前病变，59%～100%的PIN伴随腺癌发生。表现为原有导管-腺泡的上皮层次增多，细胞排列拥挤，上皮细胞变大，有一定异型性。根据上皮细胞不典型增生的程度分为1、2、3级。1级核增大、大小不一，核局灶性密集排列，并有多层核；2级与1级相似，但核染色加深，并可见小核仁；3级大量细胞出现明显的大核仁。目前倾向将1、2级PIN称作低级别PIN，3级PIN称作高级别PIN，高级别PIN与癌有密切相关性，而低级别PIN可见于许多良性病变。

2．非典型腺瘤样增生（atypical adenomatous hyperplasia, AAH）

非典型腺瘤样增生在形态发生上与PIN不同，其增生的腺体不是原有的，而是由前列腺大导管以出芽方式新形成的。AAH呈圆形、卵圆形或长椭圆形结节，边界清楚，无明显浸润现象。病灶大小不一，小者直径约200μm，仅由数十个腺体组成，大者直径约1 mm，可单发，但常为多发。结节由局灶性或簇状增生的小圆形腺体组成，腺体大小比较一致，腔内无乳头形成，间质成分很少；腺体被覆立方或柱状上皮，胞质常透明，核仁不清楚，部分腺体基底细胞保留，但不连续；细胞形态无异型性；腺腔内有时可见少量碱性黏液和结晶物质，无淀粉样小体。

鉴别诊断：高分化腺癌的腺癌灶一般可见腺体向周围分散浸润，以至边界不清，腺上皮细胞核大，核仁明显，无基底细胞，高分子角蛋白阴性。

（四）前列腺癌

前列腺癌是前列腺恶性肿瘤中最常见的类型，主要为腺癌，老年患者多见。多发生于前列腺外周区，以后叶最多，尤其是后叶的包膜下区，前叶、侧叶也较常见，亦可见于中央叶。

根据临床病理特点可分为以下类型：①原位癌，无症状，仅于镜下见腺体或导管被异型显著的癌细胞取代，但基底膜完整，腺叶结构保留，似乳腺小叶原位癌；②潜在癌，无症状，多于尸检中发现，一般为高分化腺癌；③隐匿癌，以转移癌为首发症状，癌肿小，无明显局部症状；④偶发癌，临床表现为前列腺增生，手术切除后病理检查中发现伴发癌；⑤临床癌，具有典型前列腺癌的临床表现。

75%的前列腺癌发生于前列腺的外周区，癌组织一般比周围前列腺组织硬韧。较大癌瘤多呈结节状，边界不清，切面呈颗粒状，色浅黄；晚期肿瘤明显浸润周围组织，如膀胱和精囊；小的肿瘤大体检查时不易发现，常需要镜下确诊。

前列腺癌按其起源可分为两类：①来自外区小导管和腺泡，包括最常见的腺癌和少见的特殊类型癌，如黏液腺癌、印戒细胞癌、神经内分泌癌、腺鳞癌、鳞状细胞癌、基底细胞癌、淋巴上皮样癌；②来自内区大导管，包括前列腺大导管癌，子宫内膜样癌、原发性移行细胞癌、腺移行细胞癌。

1. 腺病

绝大多数前列腺癌属于腺病，目前多采用Gleason分级法。Gleason1级：癌灶由排列紧密的单一圆形腺体组成小结节，间质菲薄，结节边缘规则，少见浸润。Gleason2级：单一圆形腺体松散排列，间质稍增厚，结节边缘腺体散开，可见浸润。Gleason3级：腺体大小形状不规则，呈乳头状和筛状，无坏死，间质明显增多，癌灶边缘不规则、浸润较明显。Gleason4级：大小、形状不一的腺体互相融合成不规则条索，链状或碎片状，部分含大透明细胞，边缘浸润明显。Gleason5级：少有腺体形成，肿瘤组织呈实性片或团块状，癌巢中央伴坏死，呈粉刺样，边缘浸润极明显。

Gleason分级要求在低倍镜下观察组织形态，将同一肿瘤的不同生长方式归纳为主要和次要两种，分别按上述标准打分，分值相加，得出Gleason联合分级结果。如主要生长方式为3级、次要生长方式为5级，则Gleason分级总评分为8分

（3+5），这样分化最好者为2分（1+1），分化最差者为10分（5+5）。一般将2~4分视为高分化癌（WHO I 级），5~7分为中分化癌（WHO II 级），8~10分为低分化癌（WHO III 级）。

免疫组化PSA和PAP抗体是前列腺癌的标志，特别是用于识别前列腺来源的转移癌，除未分化癌病例外，所有转移性前列腺癌均呈阳性，亦可用于分化差的前列腺腺癌与移行细胞癌进行鉴别；前列腺癌细胞对低分子量角蛋白、Leu-7阳性反应，EMA、CEA等有不同程度表达，而高分子角蛋白（CK34βE12）均呈阴性反应。

前列腺癌主要与各种瘤样增生性病变相鉴别，以下形态学特点有助于癌的诊断。①失去前列腺的正常小叶、导管和腺泡等器官样结构，出现融合性小腺泡或非腺性结构，在大腺泡中出现筛状、乳头状和肾小球样结构；②肿瘤细胞可形成片块、条索、乳头，甚至呈单行走行或散在的小细胞；③肿瘤性腺体与其周围的间质失去正常的协调关系，即于腺管之外不见纤维–平滑肌间质的正常包绕，特别是平滑肌的明显减少或缺如；④肿瘤性腺体失去柱状腺上皮和基底细胞的双层结构，为单层或复层有异型的腺上皮细胞；⑤肿瘤细胞蚀破基底膜、脉管，尤其是侵犯神经；⑥腺腔内出现蓝染的酸性黏液（阿辛蓝或胶性铁染色阳性）、类结晶体和胶原小体；⑦核仁明显增大；⑧出现明显异型核或瘤巨细胞时，可能为放射治疗或内分泌治疗后的假异型，同时需要排除转移癌。

2. 黏液腺癌

黏液腺癌大部分属外区腺癌变形，少数可来自内区尿道周围腺，大体检查呈胶冻状。镜下可见大量细胞内和细胞外黏液，形成许多大小不等的黏液湖，部分湖中漂浮着不规则的癌细胞巢。与一般腺癌生物学行为有所不同，黏液腺癌骨转移稀少，无内分泌依赖性，放射治疗效果较差。

3. 印戒细胞癌

印戒细胞癌为少见的高度恶性肿瘤，由大量含细胞内黏液的印戒状癌细胞组成，可呈腺泡、实体、弥漫成片或单个细胞成行排列构型。

4. 神经内分泌癌

神经内分泌癌可能来自前列腺神经内分泌细胞的异常分化，预后不良。形态与其他部位的相应肿瘤相似，免疫组化PSA和神经内分泌双标记。当神经内分泌细胞阳性细胞数小于50%时，应诊断伴有神经内分泌分化的前列腺癌，前列腺典型的类癌罕见。

5. 鳞状细胞癌和腺鳞状细胞癌

鳞状细胞癌和腺鳞状细胞癌罕见，常在腺癌患者经内分泌治疗或放射治疗后发生。

6. 基底细胞癌

基底细胞癌为前列腺罕见的高度恶性肿瘤，可来源于前列腺腺泡基底细胞和移行上皮基底细胞，形态学上似肛门泄殖腔源性基底细胞样癌和上呼吸道基底细胞样鳞状细胞癌。PSA阴性，CK34βE12强阳性，p53和p21阳性。

7. 淋巴上皮瘤样癌

淋巴上皮瘤样癌罕见，形态结构与鼻咽部淋巴上皮癌相似。

8. 前列腺大导管腺癌

前列腺大导管腺癌少见，来源于内区尿道周围大导管，镜下酷似子宫内膜乳头状腺癌。

9. 原发性移行细胞癌

原发性移行细胞癌少见，约占前列腺癌的2%。由尿道周围导管发生，并常突出尿道内，由移行细胞组成。

10. 混合性腺移行细胞癌

混合性腺移行细胞癌由上述大导管腺癌和移行细胞癌组成。

11. 黄色癌

黄色癌癌细胞胞质内有大量类脂颗粒且呈透明或泡沫状，肉眼可见肿块亮黄、质软。

（1）前列腺癌的播散。①局部浸润：易向后浸润并穿透前列腺包膜，包绕膀胱颈、精囊或累及膀胱三角区及输尿管下段，偶使尿路梗阻。也可直接侵犯直肠、尿道膜部及肛门内外括约肌。②淋巴结转移：常见于髂外与髂总淋巴结及腹主动脉旁淋巴结。③血源性播散：最常转移到肺、肾和骨（盆骨、椎骨、肋骨及长骨）。

（2）预后。前列腺癌预后与病理分级及临床分期密切相关。血清PSA水平高者提示癌块较大、预后较差；癌组织p53表达强阳性者预后较差；而癌组织PSA和过氧化物酶–抗过氧化物酶染色（PAP染色）反应弱或阴性者侵袭性高、预后不良。

（五）非上皮性肿瘤

1. 良性

纤维瘤及平滑肌瘤，为边界清楚的结节状肿物。若发生于老年患者，常伴前列腺增生，一般认为这是前列腺结节性增生的局灶性改变，或为增生的"间质性结节"，而非真性肿瘤。

2. 恶性

恶性非上皮性肿瘤很少见，其发生率不到前列腺肿瘤的0.1%，包括横纹肌肉瘤、平滑肌肉瘤、纤维肉瘤、淋巴瘤及白血病等。

（1）横纹肌肉瘤。为前列腺肉瘤中最常见的类型，好发于儿童及年轻人。常为腺泡型或胚胎型横纹肌肉瘤。

（2）平滑肌肉瘤。见于中年患者，组织象与其他部位平滑肌肉瘤相同。

（3）其他。恶性纤维组织细胞瘤、恶性间叶瘤、肾母细胞瘤、卵黄囊瘤、癌肉瘤、恶性淋巴瘤、白血病侵犯及恶性外周神经鞘瘤均有报道。

前列腺继发性肿瘤包括两类：一是邻近器官肿瘤的直接扩散，如膀胱、尿道、直肠、精囊等部位的恶性肿瘤；二是播散性恶性淋巴瘤和白血病累及前列腺。

# 第三节　女性生殖系统肿瘤的病理学诊断

## 一、宫颈癌

宫颈癌是发生于子宫颈的恶性肿瘤。宫颈癌是发展中国家妇女最常见的恶性肿瘤。我国宫颈癌死亡率居恶性肿瘤死亡率的第七位。发达国家的宫颈癌发病率和死亡率已显著降低。早期宫颈癌的5年生存率达90%，晚期仅为10%。普查对宫颈癌的早期诊疗具有肯定作用。

（一）宫颈癌的病因

宫颈癌发病的确切病因至今尚未完全弄清楚。通过流行病学调查和实验研究，已证实下列因素与宫颈癌发病明显相关，多因素综合作用对宫颈癌发病有重要意义。

1. 婚育及性生活相关因素

宫颈癌的发病与早婚、早育、多产、性生活过早过频、性生活紊乱、性生活不洁等婚育及性生活因素相关。

2. 感染因素

（1）人乳头状瘤病毒（human papilloma virus，HPV）。现已间接证实HPV有致宫颈癌作用。HPV感染的患者患宫颈癌的危险性增加。HPV属于性传播疾病。HPV有60余种亚型，不同亚型与不同的宫颈癌组织学类型及病情相关。CIN以6、11、16型为主，鳞状细胞癌以16、18、31型为主，腺癌以16、18型为主。最近，已成功研制出抗人乳头状瘤病毒16型的疫苗，有效率高达100%。

（2）疱疹病毒（HSV）。研究的间接证据发现疱疹病毒Ⅱ型与宫颈癌发病有关。

（3）其他病原体。有研究提示人巨细胞病毒、梅毒、滴虫、衣原体、真菌等感染也可与宫颈癌发病有关。

3. 其他

宫颈癌发病还与宫颈糜烂、裂伤、外翻、内分泌、包皮垢、吸烟、生活经济状况、精神创伤、家族肿瘤史等因素相关。

（二）宫颈癌的病理

宫颈浸润癌一般由宫颈上皮内瘤样病变发展而来。少数患者因宫颈上皮层细胞分化较成熟，基底部癌变的细胞可能直接向间质浸润，不经过原位癌阶段[①]。

1. 病理类型

（1）宫颈上皮内瘤样病变

宫颈上皮内瘤样病变是宫颈不典型增生和原位癌等一组疾病的总称。宫颈上皮内瘤样病变是宫颈浸润癌的癌前病变，病变多始于宫颈的复层扁平上皮−柱状上皮交界处。

第一，宫颈不典型增生。病理特征是宫颈复层扁平上皮细胞分化不良，细胞形态异常，细胞核增大，不规则多核，核分裂象异常，核染色深，细胞排列紊乱，但仍保持极性。不典型增生细胞开始于基底膜上，逐渐向上延伸。根据异常上皮侵犯上皮的程度，宫颈不典型增生分为轻、中、重3种程度。轻度不典型增

---

① 张燕茹，王月云，刘植华. 宫颈癌防治研究进展[J]. 中国肿瘤，2015，24（12）：998−1002.

生，又称为不典型增生Ⅰ级。不典型增生细胞局限于宫颈上皮层的下1/3。中度不典型增生，又称为不典型增生Ⅱ级。异常上皮侵及宫颈上皮层的下2/3，细胞异常变化程度更明显。重度不典型增生，又称为不典型增生Ⅲ级。病变几乎侵及全上皮层，仅剩表面1~2层正常复层扁平上皮细胞，细胞异型变明显。

第二，原位癌。宫颈原位癌又称为浸润前癌。原位癌表现为宫颈上皮全层为癌细胞代替，上皮分层结构消失，细胞极向消失，基底膜完整，无间质浸润。原位癌在基底膜上，沿柱状上皮向间质内腺体周围生长累及腺体，称为原位癌累及腺体。

（2）宫颈浸润癌

宫颈浸润癌是指癌组织突破宫颈上皮的基底膜，侵犯宫颈间质。宫颈浸润癌的最常见类型是复层扁平上皮细胞癌，其次是腺癌、腺鳞状细胞癌、透明细胞癌。

第一，宫颈鳞状细胞癌。根据浸润间质程度可分为微灶浸润癌和浸润癌。根据细胞分化程度，鳞状细胞癌又分为3种类型：角化性大细胞型、非角化性大细胞型、小细胞型。

第二，宫颈腺癌。根据癌细胞的来源分为来自宫颈内膜的腺癌（黏液腺癌、鳞腺癌、黏液表皮样癌、未分化腺癌）、来自副中肾管上皮残留的腺癌（腺型腺癌、乳头状腺癌、透明细胞癌）、来自中肾管残留的腺癌（腺癌、囊腺癌）。

2. 转移扩散

宫颈浸润癌一旦形成，即为不可逆病变，癌细胞将继续浸润扩散。宫颈浸润癌的主要转移途径有以下3种。

（1）局部浸润

宫颈局部浸润可累及阴道、宫腔、主韧带、子宫骶骨韧带等宫颈旁组织。宫颈旁组织扩散可达骨盆壁或压迫输尿管引起输尿管阻塞。晚期病变可向腹腔内扩散或侵犯直肠和膀胱。

（2）淋巴转移

淋巴转移是宫颈癌常见的转移途径。宫颈癌早期即可能发生淋巴转移，晚期癌症淋巴转移率明显增加。宫颈淋巴转移可分为两种。

第一，一级组。宫旁、宫颈旁、输尿管旁、闭孔、髂内、髂外淋巴结。

第二，二级组。髂总、腹股沟深、腹股沟浅、腹主动脉旁淋巴结。

（3）血行转移

血行转移少见。血行转移主要发生于晚期患者，可扩散至肺、肝、骨、脑等部位。

（三）宫颈癌的诊断

1. 临床表现

（1）症状

早期宫颈癌患者一般无症状，少数患者可出现白带增多，接触性阴道出血等。虽然宫颈癌无特异性症状，但患者尤其是中晚期患者常出现下列症状。

第一，白带增多。80%~90%的宫颈癌患者有不同程度的白带增多症状。白带增多的症状与一般炎症相似，随着肿瘤进展坏死脱落及继发感染，可出现恶臭的脓血性白带。

第二，阴道出血。80%~85%宫颈癌患者有不规则阴道出血，可表现为接触性阴道出血、非月经期出血、绝经后阴道出血等。

第三，其他症状。晚期患者还可出现下腹疼痛、腰骶部疼痛、尿频、体重减轻等症状。

（2）体征

妇科检查可发现，早期宫颈癌宫颈局部可出现糜烂、红斑、表浅溃疡，也可能光滑无任何肉眼可见的新生物。宫颈局部肿瘤进展可出现明显新生物，宫颈原形消失，局部肿瘤肉眼观察表现为糜烂、菜花状、溃疡状、结节状新生物。妇科检查除了解宫颈肿瘤肉眼观类型及大小，还应该检查肿瘤侵犯阴道及宫旁的范围，以明确临床分期。此外，还需要了解阴道扩张度，子宫、附件、直肠本身情况等。妇科检查时注意避免窥阴器及手指触诊碰伤肿瘤组织而引起的大出血。一般查体时应注意腹股沟及锁骨上淋巴结有无肿大，晚期患者注意检查肾区有无叩痛，下肢有无水肿。

2. 特殊检查

（1）内镜

第一，阴道镜。用阴道镜观察宫颈上皮及血管，可发现肉眼看不到的早期病变，帮助定位取材活检，提高活检的阳性率。癌前病变可表现为宫颈上皮不典型转变区或移行区白色病变、点状结构、镶嵌、白斑。原位癌及早期浸润癌可出现血管大小、管径、形状、走行方向、血管间距改变等异型血管。浸润癌常表现出病变区明显高低不平、云雾状、脑回状、结节状或猪油状图像。

第二，其他。膀胱镜和直肠镜主要用于检查膀胱直肠是否受癌肿侵犯，以明确分期。

（2）影像学

宫颈癌患者进行影像学检查的主要目的是了解病变范围及合并症。常规检查包括X线胸片，肝、肾、盆腹腔的超声波检查，放射性核素肾图等检查。视病情选择进行静脉肾盂造影、骨扫描、CT、MRI扫描等检查。

（3）脱落细胞学检查

宫颈脱落细胞涂片巴氏染色检查是早期筛查及发现宫颈癌的有效方法。巴氏染色结果分为五级：Ⅰ级，正常细胞；Ⅱ级，良性改变，多为炎症；Ⅲ级，可疑癌，多见于不典型增生；Ⅳ级，高度可疑癌，可能为原位癌；Ⅴ级，癌症，多为浸润癌。

宫颈外口及宫颈管同时取样可提高细胞学诊断的准确率。取材不当、合并溃疡、感染、出血等病变可能影响检查结果。细胞学阳性或临床检查有可疑病变的患者应进一步进行宫颈活检以明确诊断。

（4）组织病理学

钳取宫颈活体组织、宫颈管诊刮术、宫颈锥切术标本送病理组织学检查，是确诊宫颈癌最可靠的方法。活检部位出血可用棉球压迫止血，对于少量渗血可涂硝酸银或次硫酸铁溶液。

（5）其他

第一，碘试验。将碘溶液涂于宫颈和阴道，用于识别宫颈病变可疑区，协助确定活检部位。

第二，荧光检查法。肿瘤组织对荧光素具有亲和作用。口服或静脉注射荧光素后，肿瘤病变区荧光强度高于正常组织，该检查可以帮助早期发现癌肿及定位活检。

3. 鉴别诊断

晚期宫颈癌患者，因宫颈局部肿瘤及宫旁受累及明显，活检取材大多不难，容易确诊。早期宫颈癌因局部病变不典型，容易误诊。早期宫颈癌应注意与感染性阴道炎、老年性阴道炎、宫颈糜烂、宫颈息肉、宫腔黏膜下肌瘤、宫颈黏膜下肌瘤、宫颈结核等良性病变相鉴别。这些病变都可表现为不规则阴道出血及宫颈糜烂或新生物，初步筛查的主要方法是宫颈刮片细胞学检查。而鉴别诊断的可靠方法是宫颈新生物活体组织病理学检查。阴道镜等辅助检查方法可提高活检取材部位的准确性。

## 二、子宫内膜癌

子宫内膜癌是指发生于子宫内膜的恶性肿瘤。80%的子宫内膜癌发生于绝经后的女性，中位发病年龄为60岁。

### （一）子宫内膜癌的病因

子宫内膜癌的病因尚未完全明了。流行病学及研究发现下列因素与子宫内膜癌发病有关。

（1）内分泌因素。多囊卵巢综合征、卵巢粒层-卵泡膜瘤或肝硬化性肝功能不良等疾病的患者、体内雌激素水平过高者，易发生子宫内膜癌。初潮早、绝经晚等月经因素也可使患子宫内膜癌的危险性增加。绝经晚的妇女发生子宫内膜癌的危险性可能增加1~2.5倍。

（2）子宫内膜增生过长。子宫内膜增生过长，尤其是腺瘤样增生过长及不典型增生过长，可能进一步发展成为子宫内膜癌。

（3）外源性雌激素。接受外源性雌激素替代治疗者的危险性增加3~4倍，用大剂量雌激素治疗连续10年以上的女性中子宫内膜癌的危险性增加约10倍。雌激素拮抗药（尤其是他莫昔芬）因其本身具有弱雌激素作用，可能使患子宫内膜癌的危险性增加2倍。

（4）不孕、未孕、未产。无排卵性不孕症、未婚、未孕、未产的女性发生子宫内膜癌的危险性高。

（5）饮食及合并症。摄入肉、蛋、奶、脂肪、蛋白等能量高的食物都会增加子宫内膜癌发病的危险性，肥胖及缺乏锻炼可能增加其危险性，绿色蔬菜和新鲜水果则可能是其保护因素。合并糖尿病、高血压、肥胖的妇女子宫内膜癌的发病危险性增加，关节炎和甲状腺等疾病也与子宫内膜癌发病有关。

（6）遗传因素。约20%的子宫内膜癌患者有肿瘤家族史。

（7）其他。盆腔放射治疗史，子宫内膜息肉、子宫肌瘤、乳腺癌等病史，可能是子宫内膜癌发病的相关危险因素。

（二）子宫内膜癌的病理

1. 病理类型

子宫内膜癌组织学类型分为腺癌、腺棘癌、腺鳞状细胞癌、透明细胞癌、乳头状浆液腺癌、鳞状细胞癌、未分化癌。腺癌是子宫内膜癌常见的组织学类型，约占90%。子宫内膜鳞状细胞癌罕见，应与子宫颈鳞状细胞癌宫腔内侵犯相鉴别。组织细胞分化程度分三级：G1为高度分化型癌；G2为中度分化型癌；G3为未分化型癌。

2. 转移扩散途径

（1）直接扩散。经子宫腔直接扩散到宫颈，或沿输卵管转移到卵巢及腹膜腔内。癌肿浸润子宫体肌层组织，可穿透子宫浆膜层扩散，累及子宫旁组织。

（2）淋巴道转移。经盆腔淋巴结扩散到腹主动脉旁淋巴结，或直接转移至腹主动脉旁淋巴结。

（3）血行转移。血行转移不常见，血行转移的常见部位是肺、骨、肝、脑等。

（三）子宫内膜癌的诊断

1. 临床表现

（1）症状

第一，阴道出血。阴道出血是子宫内膜癌最常见的症状。就诊时约75%的患者有绝经后阴道出血的病史，早期病变也可能出现绝经后阴道出血的症状。虽然阴道出血不是子宫内膜癌的特异性症状，但绝经后女性一旦出现阴道出血或血性白带，就应该进一步检查。

第二，其他。白带增多是子宫内膜癌的常见症状。晚期患者可能出现下腹疼痛、腰骶部疼痛、贫血、体重减轻、恶病质等。

（2）体征

妇科检查发现子宫体增大是子宫内膜癌患者的主要体征。早期患者妇科检查可能无明显异常体征。中晚期患者子宫体增大常见，晚期患者还可能有子宫旁受累及的体征。

2. 特殊检查

（1）影像学检查

第一，超声波。超声波检查常用于子宫内膜癌的筛查，检查可发现子宫内膜占位性病变，子宫腔增大，晚期患者可发现子宫体及宫旁受累及病灶。

第二，CT和MRI扫描检查。进行CT或MRI扫描检查可发现子宫内膜占位性病变。该类检查还能检查子宫肌层、子宫旁等部位受累及情况，以便更确切反映病变的部位及范围。

（2）宫腔内镜检查

宫腔内镜检查能早期发现子宫内膜癌。在宫腔内镜检查可定位活检，还可了解宫腔内病变范围，有助于分期。

（3）脱落细胞学检查

脱落细胞学检查是筛查子宫内膜癌的有效方法。子宫内膜脱落细胞学取材方式可能影响检查结果。自阴道后穹隆部取材的阳性率及准确性低于宫腔内吸取法、宫腔加压液洗法等取材检查。

（4）组织病理学检查

诊断性刮宫或子宫内窥镜下取材送组织病理学检查，是确诊子宫内膜癌最可靠的诊断方法。分段诊断性刮宫是诊断子宫内膜癌的常规诊断方法。

3. 实验室检查

肿瘤相关性标志物、血清及宫腔冲洗液CEA、CA125水平，对部分子宫内膜癌患者的诊断有帮助。

4. 鉴别诊断

子宫内膜癌无明显特异性临床表现，如阴道出血是多种女性生殖器病变的常见症状。诊断子宫内膜癌应与下列病变鉴别。

（1）月经失调

尤其应注意与更年期功能紊乱性阴道出血相鉴别。诊断性刮宫组织病理学检查是鉴别该病的主要方法。

（2）子宫肌瘤

子宫肌瘤可表现为阴道出血及子宫增大。其阴道出血多表现为月经期出血量多或经期延长。超声波检查是鉴别检查的主要方法，必要时进行诊断性刮宫检查。

（3）老年性阴道炎

该病发生于绝经后的妇女，可表现为阴道分泌物增多，不规则阴道出血等症状。鉴别要点：妇科检查发现阴道黏膜萎缩、充血或散在点状渗血，子宫正常大小或缩小，诊断性刮宫结果阴性。

（4）宫颈癌

宫颈癌侵犯宫腔容易与子宫内膜癌侵犯宫颈相混淆。鉴别要点：一是详细了解发病过程；二是分段诊断性刮宫；三是组织病理学检查。例如，患者的首发症状为接触性阴道出血，组织病理学检查为鳞状细胞癌，诊断首先考虑为宫颈癌。

### （四）子宫内膜癌的治疗方法

#### 1. 手术治疗

手术是子宫内膜癌的主要治疗手段。子宫内膜癌的根治性手术范围包括广泛性子宫切除加盆腔淋巴结清扫。广泛性子宫切除术需要筋膜外切除全子宫、切除双侧附件、阴道上段2 cm。

#### 2. 放射治疗

子宫内膜癌的放射治疗方式包括配合手术的综合治疗、单纯放射治疗（根治性及姑息性放射治疗）。术前放射治疗可降低癌细胞浸润及增殖能力，缩小肿瘤，减少手术操作促癌转移的危险，降低阴道复发率。术后放射治疗主要用于补充手术之不足，以及肿瘤浸润子宫深肌层、子宫颈、子宫旁、阴道及盆腔淋巴结等。手术切除范围不足等应考虑给予盆腔照射及阴道腔内照射。术后放射治疗的范围技术包括盆腔体外放射治疗和阴道腔内放射治疗。有手术禁忌证及晚期病例可给予单纯根治性放射治疗。根治性放射治疗技术包括盆腔体外放射治疗和子宫及阴道腔内放射治疗。

## 三、子宫肉瘤

子宫肉瘤是指发生于子宫肌肉及间质组织的恶性肿瘤。子宫肉瘤罕见，常见发病年龄在50岁左右。

### （一）子宫肉瘤的病理

子宫肉瘤组织病理学可分为五类：平滑肌肉瘤、子宫间质肉瘤、血管内皮或外皮细胞瘤、淋巴瘤、未分类肉瘤。其中平滑肌肉瘤占大多数，其次是属于间质肉瘤的脂肪肉瘤及恶性中胚叶混合瘤。

子宫肉瘤远处转移途径以血行播散为主。

（二）子宫肉瘤的检查与诊断

1. 子宫肉瘤的临床表现

（1）症状：子宫肉瘤无特异性临床表现。主要症状有阴道出血、阴道分泌物增多、下腹疼痛坠胀感、下腹肿块及压迫症状。

（2）体征：妇科检查发现子宫增大，常呈不规则结节状改变。晚期病例可发现宫旁及盆壁受累及。

2. 子宫肉瘤的特殊检查

（1）影像学检查：超声波、CT或MRI扫描等影像学检查可发现子宫体部占位性病变，检查还可以了解病变侵犯部位及范围。

（2）组织病理学检查：子宫肉瘤常在手术及手术后组织病理学检查确诊。子宫肉瘤手术标本肉眼观察多表现为鱼肉状新生物。组织病理学检查确诊子宫肉瘤。

3. 子宫肉瘤的诊断要点

子宫肉瘤发病率低，无特异性临床表现，不少患者是在手术，包括子宫肌瘤切除术及术后病理学检查时才发现的。子宫增大，尤其是子宫突然增大，伴有阴道出血，应怀疑子宫肉瘤可能。组织病理学检查是确诊子宫肉瘤的可靠方法。

4. 子宫肉瘤的治疗方法

（1）手术治疗：手术切除范围以全子宫及双侧附件为主，必要时进行广泛性子宫切除术及盆腔淋巴结清扫术。

（2）放射治疗：子宫肉瘤对放射线敏感性欠佳，仅部分患者手术配合放射治疗可提高肿瘤控制率。

（3）化学治疗：子宫肉瘤对化学治疗药物的敏感性也不太理想，但该肿瘤易发生远处转移，因此多主张手术配合化学治疗。对子宫肉瘤有效的化学治疗药物包括阿霉素、环磷酰胺、异环磷酰胺、长春新碱、放线菌素D、氟尿嘧啶、达卡巴嗪等。

## 四、卵巢癌

卵巢癌是指发生于卵巢的恶性肿瘤。卵巢癌可发生于女性的任何年龄时期，高峰发病年龄是60~70岁。卵巢癌的发病率不高，占女性常见恶性肿瘤的第七位。然而，卵巢癌的死亡率高，居女性生殖器恶性肿瘤死亡率的首位，占女性恶性肿瘤死亡率的第四位。

（一）卵巢恶性肿瘤的病因

卵巢癌的发病原因不明。流行病学调查结果显示下列因素与卵巢癌的发病有关。

（1）内分泌因素：初潮年龄早、未婚、不孕症、未育、分娩次数少等妇女卵巢癌的发病率，都较自然对照组增加。绝经年龄对卵巢癌的发病无明显影响。口服雌激素、孕激素的复方避孕药，可减少卵巢癌的发病率。

（2）饮食及经济因素：经济发达国家、经济收入好及动物脂肪摄入量高的女性，较其他人群易患卵巢癌。

（3）环境因素：放射线、化学致癌物、病毒感染（尤其是腮腺炎病毒感染）可能导致卵巢癌。卵巢上皮性肿瘤在工业发达国家的发病率最高，移居于工业发达国家的女性及其后裔卵巢癌发病率增高。

（4）种族及遗传因素：卵巢癌的发病率有较明显的种族及地区差异。卵巢癌的种族发病率差异因肿瘤的组织细胞学类型而异。在美国，卵巢生殖细胞肿瘤常见于年轻的有色人种，卵巢上皮性癌则常见于绝经后的白种人。1%~2%的卵巢癌患者有明显的卵巢癌家族史。影响上皮细胞的某些遗传性疾病，如遗传性肠息肉病，可能使发生卵巢癌的危险性增加5~10倍。某些类型的染色体异常（46XY单纯生殖器官功能障碍，46XY/46X混合性生殖器官功能障碍），与卵巢生殖细胞肿瘤发病危险性增高有关。

（二）卵巢恶性肿瘤的病理

1. 卵巢恶性肿瘤的病理类型

原发性卵巢肿瘤可起源于卵巢的各种细胞，包括上皮细胞、生殖细胞和间质细胞。卵巢肿瘤分为良性、交界性和恶性三大类。卵巢肿瘤在进行组织学分型时，需要反映细胞学来源、良恶性及分级等因素。卵巢肿瘤的组织学分级是根据细胞学和组织学中最恶性部分而判断的。

卵巢转移性肿瘤可来自消化道、乳房及其他生殖器肿瘤。其中来自消化道的转移性癌最为常见。大约10%的卵巢癌是转移性癌，卵巢转移性癌大多为双侧性受累及。

2. 卵巢恶性肿瘤的转移途径

卵巢恶性肿瘤转移途径：①局部扩散；②表面种植转移；③淋巴道转移；④血行转移。

（三）卵巢恶性肿瘤的诊断

1. 卵巢恶性肿瘤的临床表现

卵巢肿瘤早期大多无任何症状和体征，即使出现有关症状和体征，也因缺乏特异性而易被忽视或误诊。

（1）症状。卵巢癌的常见症状有下腹坠胀、疼痛、不适感、腹围增加、月经紊乱，病变晚期可能出现体重减轻、乏力、贫血、大小便排便困难等转移扩散及全身衰竭的症状。

（2）体征。妇科检查发现子宫附件肿块，均应该进一步检查。对于绝经后的老年女性，妇科检查发现卵巢大小与绝经前的正常大小相似时，也需要进一步检查。当卵巢肿瘤体积增大，超出盆腔时，可能在下腹部触及肿块，膀胱充盈时易触及。出现癌性腹腔积液的卵巢癌患者，尤其是晚期肿瘤，腹水征检查呈阳性。

2. 卵巢恶性肿瘤的特殊检查

（1）影像学检查：在卵巢癌诊断、分期及治疗后疗效评估中，影像学检查具有重要价值。常用的方法是超声波、CT或MRI扫描检查。超声波检查是卵巢癌影像学检查的首选方法。该方法常作为卵巢癌的筛选诊断手段，判断盆腔有无肿块，肿块部位，大小，质地，与邻近器官的关系，肝脏及盆腹腔内有无转移，有无腹腔积液，等等。超声波检查准确性较高，且简便经济。CT或MRI扫描检查的影像成像好，图像清晰，能够准确显示盆腔的正常和异常解剖结构。

（2）腹腔镜检查：通过腹腔镜检查能直接观察盆腔肿块，鉴别肿块性质并可活检，还可观察盆腔及腹腔内有无转移。腹腔内镜可用于可疑卵巢癌的进一步检查诊断及分期，或选择性用于卵巢癌治疗后再次进行盆腹腔内探查及疗效评估。

（3）细胞学检查：对于有腹水的患者，脱落细胞学检查可明确部分患者的诊断。术中腹腔积液及腹腔灌洗液查找癌细胞，对卵巢癌的分期有价值。在影像学或内镜检查介导下，细针穿刺吸取细胞学检查可使部分患者确诊。穿刺细胞学检查常用于浅表淋巴结转移性病灶的确诊。

（4）剖腹探查及病理学检查：剖腹探查及病理学检查是确诊卵巢癌及分期的最可靠方法。剖腹探查包括探查原发肿瘤部位是否为双侧卵巢受累及、肿瘤包膜是否完整、有无粘连，探查其他生殖器官、肠、膀胱、肝脏、大网膜、膈肌、腹膜、盆腔及腹主动脉旁淋巴结等有无侵犯，腹腔积液冲洗液是否呈阳性。

（5）其他检查：放射免疫显像检查、流式细胞仪检查、细胞染色体及基因分析等检查对于鉴别诊断及预后分析有帮助。

3. 卵巢恶性肿瘤的实验室检查

肿瘤标志物检查是人们长期探求早期诊断卵巢癌的方法，某些肿瘤相关性标志物可用于监测卵巢癌的病情变化及评估治疗效果。然而其特异性和敏感性还不能满足卵巢癌的诊断，尤其是早期诊断的需要。常用于卵巢癌辅助诊断的肿瘤相关性标志物有：癌抗原125（CA125）、癌胚抗原（CEA）、甲胎蛋白（AFP）、人绒毛膜促性腺激素（HCG）、乳酸脱氢酶（LDH）、唾液酸（SA）等。

4. 卵巢恶性肿瘤的鉴别诊断

卵巢恶性肿瘤出现盆腔占位性病变，无明显特异性病变，需要与盆腔其他器官组织的良性肿瘤和炎性病变相鉴别。

（1）卵巢囊肿及良性肿瘤

卵巢功能性囊肿、卵巢宫内膜样囊肿、卵巢良性肿瘤也可表现为卵巢肿块。卵巢良性肿瘤多发生在生育年龄期，肿瘤多为单侧、表面光滑、生长缓慢，B超检查多为囊性，血清CA125阴性或低水平升高。

（2）子宫肌瘤及子宫病变

子宫肌瘤、子宫腺肌瘤、子宫内膜异位、子宫内膜癌等子宫病变都可引起子宫增大，表面不规则及盆腔肿块。

（3）输卵管病变

非生殖器病变包括输卵管炎性肿块、输卵管妊娠、原发性输卵管癌等。

（4）非生殖器病变

非生殖器病变包括盆腔炎性肿块、肠及肠系膜肿瘤、腹膜后肿瘤、肝硬化腹腔积液等。

（四）卵巢恶性肿瘤的治疗方法

1. 卵巢恶性肿瘤的手术治疗

手术治疗是卵巢癌治疗手段中最有效的方法。卵巢癌手术也是实现组织病理学确诊、准确分期的主要方法。对早期和中期卵巢癌患者，应强调首次手术的彻底性。卵巢癌常规手术切除范围包括全子宫、双侧附件、大网膜切除术，或包括腹膜后淋巴结清扫术。对于晚期患者也应考虑进行手术或减瘤手术，并尽可能切除原发病灶和转移病灶，如不能完全切除，最好使残留灶的直径减小到2 cm。二次探查手术是对于卵巢癌诊治的一种特殊方法。二次探查手术的目的是确定治疗效果和评估预后。当根治性综合治疗后,若一段时间内临床无症状,就应考虑行二次探查手术。二次探查手术多采用剖腹探查术方法。腹腔内窥镜探查及单行影像学检查尚不能完全取代剖腹探查的二次探查术。二次探查术发现残留瘤灶应尽可能手术清除。

2. 卵巢恶性肿瘤的化学治疗

化学治疗是卵巢癌常规综合治疗中的重要治疗方法。化学治疗几乎可用于各期卵巢癌。卵巢癌化学治疗原则:在根治性手术或减瘤手术后进行化学治疗,进行多疗程联合化学治疗。卵巢癌化学治疗常用有效药物:顺铂、卡铂、环磷酰胺、异环磷酰胺、阿霉素、紫杉醇、六甲密胺、美法仑等。卵巢上皮性癌常用化学治疗方案:PAC、CHAP、PC、HDIFM-DDP、CAP。卵巢生殖细胞恶性肿瘤的常用化学治疗方案:VAC、PVB、BEP。

3. 卵巢恶性肿瘤的放射治疗

尽管卵巢恶性肿瘤化学治疗已取得进展,但放射治疗仍是卵巢恶性肿瘤的综合性治疗的重要手段之一。卵巢无性细胞瘤和颗粒细胞瘤对放射线敏感,术后放射治疗作用较好,因此手术后首选放射治疗。卵巢上皮性腺癌对射线中、低度敏感。术后残留灶的大小明显影响放射敏感性,肿瘤病灶体积大,放射治疗效果差。当残留灶最大直径小于2 cm时,术后接受放射治疗和化学治疗的疗效相似。目前,对于手术不能彻底切除的卵巢上皮性腺癌,术后化学治疗更为常用。对于部分难治性患者,放射治疗可作为二线治疗方案,即在术后化学治疗2~3个周期后行放射治疗,或对化学治疗后第二次探查术证实仍有微小残存瘤灶的患者行放射治疗。卵巢恶性肿瘤放射治疗的主要技术是全腹照射,即用腹盆腔联合大野照射技术或移动条照射技术。术后全腹照射的疗效明显优于术后盆腔照射的疗效。盆腔照射或局部小野照射用于配合化学治疗,治疗某些局限性残存瘤灶。

4. 卵巢恶性肿瘤的其他治疗

目前卵巢癌的免疫治疗作用有限,多与其他方法合并使用。卵巢癌单克隆抗体作为载体的导向化学治疗或放射性同位素治疗,可能成为卵巢癌辅助治疗手段之一。基因治疗尚处于研究阶段。

# 第五章  其他常见肿瘤的病理学诊断

## 第一节  肺癌的病理学

原发性支气管肺癌简称肺癌，是指原发于支气管黏膜和肺泡的癌，不包括转移性肺癌及气管癌。肺癌的发病率逐年上升，在城市中尤为明显，在我国北京、上海和天津，肺癌的发病率和死亡率居癌症的首位。流行病学家预测肺癌将成为21世纪常见病之一，在今后30年中将成为我国居民的主要死亡原因。

### 一、肺癌的病因

吸烟是引起肺癌的主要因素。在所有的肺癌患者中，85%以上是由吸烟引起的。烟龄越长，每天吸烟的支数越多，发生肺癌的危险性就越高。要降低肺癌的发病率，戒烟是非常重要的。环境污染等与肺癌的发生也有一定关系。

### 二、肺癌的病理

（1）不典型增生和原位癌。

（2）恶性。①鳞状细胞癌（表皮样癌），梭形细胞癌为其变型；②小细胞癌，如雀麦细胞癌、中间细胞癌、复合雀麦细胞癌；③腺癌，如腺泡状腺癌、乳头状腺癌、细支气管—肺泡细胞癌、实体癌伴黏液形成；④大细胞癌，如巨细胞癌、透明细胞癌；⑤腺鳞状细胞癌；⑥类癌；⑦支气管腺癌，如腺样囊性癌、黏液表皮样癌；⑧其他。我国以鳞状细胞癌为多，但腺癌所占比例逐渐升高。

## 三、肺癌的诊断

### （一）肺癌的临床表现

1. 症状

最常见的症状有咳嗽、咯血、胸痛及发热，也有以脑转移出现头痛及呕吐来第一次就诊的，也有以骨转移疼痛就诊的，也有以颈部肿块就诊的。

2. 体征

当肿瘤较小，位于周边时，患者可能没有任何阳性体征。当肿瘤病变较大或为中央型时，听诊可闻及病侧呼吸音弱，呼吸音粗糙。如发生转移，根据转移的部位可能有相应的体征。

### （二）肺癌的特殊检查

1. 影像学检查

（1）胸部透视。能在不同位置观察肺部的病变。

（2）X线胸部摄片。注意肿块有无分叶、毛刺、脐凹征等，以上表现是肺癌常见的特征。体层片能更清楚地看到肿块外形及支气管狭窄程度。

（3）CT检查。胸部CT除了解肺部肿块，更主要的是了解肺癌有无肺门、纵隔淋巴结肿大，了解有无心包、心脏的侵犯。

（4）MRI扫描检查。主要用于头颅检查，了解有无肿瘤脑转移。

（5）正电子断层扫描（PET）。除辅助X线对肺原发病灶及纵隔肿大淋巴结做出诊断外，还可发现远处转移灶；使用150行PET可估计肿瘤的乏氧和血流情况，可推测肿瘤对放射治疗的敏感性。

2. 纤维支气管镜检查

病变位于亚段支气管以上时，可用纤维支气管镜进行活检。全身情况极度衰竭、严重心血管疾病、肺功能严重损害、呼吸困难、有严重出血性疾患不宜进行此项检查。

3. CT引导下经皮肺穿刺活检和抽吸细胞

（1）适应证。适用于肺周边肿块无法用内镜检查者。

（2）禁忌证。肿块靠近大血管，广泛肺大疱，呼吸功能不全和急性感染期。

（3）并发症。气胸占10%～25%，每次做完此检查时必须胸透有无游离气体，如游离气体多，应进行封闭引流。咯血约占10%，一般量少，不需要特殊处理。其他并发症还有咳嗽，如咳嗽剧烈，可用可待因止咳。

4. 纵隔镜检查

通过纵隔镜，可以观察到的范围包括：前方的无名动脉和主动脉；后方的气管、气管旁和隆突；右侧的右主支气管、右上叶支气管、右肺动脉、奇静脉和左侧喉返神经及部分食管。纵隔镜检查在国外开展得较为普遍，被列为肺癌术前常规检查项目之一，国内此项检查开展得不普遍[①]。

（1）适应证。可观察范围内病变性质及淋巴结转移情况不明的患者。

（2）禁忌证。纵隔曾经手术或曾进行纵隔镜检查者，或纵隔曾进行放射治疗者；上腔静脉综合征者；主动脉瘤者；有出血倾向者；胸部脊柱后突者；颈及胸骨后甲状腺瘤者。

（3）并发症。发生率为 1% ~ 3%，主要为出血、气胸、喉返神经损伤、感染和少见的食管损伤、气管损伤等。

5. 细胞学检查

（1）痰细胞学检查。阳性率可达 80% 以上。阳性率高低与病变部位有关，中心型肺癌远比周围型肺癌阳性率高。

（2）胸腔积液细胞学检查。肺部肿块且胸腔积液，胸腔积液细胞学检查有助于肺癌的诊断。

（三）肺癌的鉴别诊断

1. 结核球

结核球的X线表现为边界较清楚，密度较高，常有钙化，其周边多有卫星灶。小病灶周围型肺癌边界模糊，多有毛刺、分叶及胸膜凹陷等。胸部影像学动态观察更有利于两者的鉴别诊断。

2. 肺脓肿

X线表现为有一液平的厚壁空洞，涂片及痰培养可找到致病菌。癌性空洞为偏心性空洞，痰细胞学检查或纤维支气管镜检查可协助明确诊断。

3. 胸膜间皮瘤

患者以胸痛为主，X线检查可见胸膜增厚、肋骨破坏及胸腔积液，肺内未见

---

① 刘亚芳，邢斧，宋勇. 不同途径获取肺癌组织对病理类型诊断的差异性分析[J]. 医学研究生学报，2016，29（05）：500-503.

实质性病变。如果CEA升高，则可排除胸膜间皮瘤。

4. 纵隔肿瘤

纵隔肿瘤与纵隔型肺癌有时难以鉴别，有时必须通过纵隔镜或开胸术后取得病理学诊断才能鉴别。

## 四、肺癌的放射治疗

1. 放射治疗的方式

根据治疗的目的，可分为根治性放射治疗、姑息性放射治疗、术前放射治疗、术后放射治疗、腔内放射治疗和适形放射治疗。

第一，根治性放射治疗。早期不能手术或局部晚期手术不能切除而又无远处播散的病例。

第二，姑息性放射治疗。局部晚期或远处转移灶已出现或极可能出现临床症状的病例。

第三，术前放射治疗。估计手术切除有一定困难，术前放射治疗以缩小肿瘤，提高切除率。

第四，术后放射治疗。手术后肿瘤有残留，转移淋巴结较多，局部复发可能性大的病例。

第五，腔内放射治疗。经常规外照射后，若支气管内肿瘤或支气管周围肿块仍未完全消退，此时可进行腔内放射治疗，每次800 cGy，共2~3次。这样可给局部大大增加剂量，又比较好地保护了周围正常肺组织。

第六，适形放射治疗。立体适形放射治疗，以多照射野从不同方向照射，能给肿瘤组织根治量，而使周围正常肺组织受到较好保护，目前主要用于孤立的肺肿瘤病变或经常规外照射后残留肿块，期望提高局部控制率和生存率。

2. 照射野定位

根据胸部正侧位片或CT片明确病变范围大小，输入放射治疗计划系统，模拟照射野和给照射量，得出合理的剂量分布等剂量曲线图，然后在模拟机下定位，将计划系统所得结果在人体上实施。

3. 放射治疗剂量

第一，根治性放射治疗。照射剂量为TD 60~70 Gy，30~35次，6~7周。

第二，术前放射治疗或术后放射治疗。5~6周照射50 Gy。

# 第二节　肠道肿瘤的病理学

## 一、小肠上皮性肿瘤

（一）良性上皮性肿瘤及瘤样病变

1．腺瘤

小肠腺癌发病率远比胃及大肠低。

（1）管状腺瘤

管状腺瘤又称腺瘤性息肉，形态类似于在结肠发生的管状腺瘤，只是发生在小肠非常罕见。在胃、十二指肠及回肠中发生的这些患者常伴有家族性息肉病。另有1例报道空肠发病者伴有幼年性息肉病。因而该病是否独立存在尚存争议。

大体观察：可单发或多发，多数有蒂，也可广基无蒂。大小不等，一般直径在1 cm以下。

镜下观察：呈乳头状突起，由被覆单层柱状上皮的腺体组成。固有膜及黏膜肌板常位于息肉内。腺上皮常伴有不典型增生，偶见核分裂。其癌变率较大肠腺瘤低，在7%以下。

（2）绒毛状腺瘤

与管状腺癌相比，小肠的绒毛状腺瘤更罕见。多数病变好发于十二指肠，也有个案报道发生于梅克尔憩室。从形态学及发病年龄上与结肠息肉相似，且与癌变关系密切。许多发生在肝胰壶腹区的绒毛状腺瘤，可梗阻壶腹开口，引起黄疸。文献中报道其癌变率为2.7%～42%，亦可高达86%。

大体观察：息肉呈乳头状或绒毛状，突出于黏膜表面，质脆。多数无蒂，基底较广，与正常黏膜分界不清。表面可有糜烂或溃疡。体积往往较大。

镜下观察：呈绒毛状分叶状，绒毛表面覆以分化成熟的单层柱状上皮细胞，中央为纤维血管束，上皮细胞有不同程度的增生或不典型增生，有癌变倾向及出血倾向。

（3）管状绒毛状腺瘤

管状绒毛状腺瘤为混合型或中间型。

大体观察：与腺瘤性息肉或绒毛状腺瘤相似，可有蒂或无蒂，表面光滑或不规则。

镜下观察：为以上两种腺瘤的混合结构。它的癌变率较管状腺瘤为多，介于管状腺瘤与绒毛状腺瘤之间。

（4）家族性腺瘤性息肉病

家族性腺瘤性息肉病又称家族性腺瘤病或结肠家族性息肉病，是一种常染色体显性遗传病，以大肠内息肉的弥漫性分布为特征。有报道近半数的家族性腺癌性息肉病同时有胃及十二指肠的腺瘤。前者多发生在胃底部，癌变机会较少。后者多在十二指肠第二和第三段，其中包括肝胰壶腹。组织学检查呈管状腺瘤，并伴有不同程度的上皮细胞间变。其癌变机会要高于常人百余倍，临床上可表现为出血或胆道梗阻。在结肠、直肠癌切除术后，部分患者可能死于十二指肠癌。亦有家族性息肉病伴壶腹息肉而引发胰腺炎的报道[①]。

2．瘤样病变

（1）十二指肠腺腺瘤

十二指肠腺腺瘤十分罕见，常发生于十二指肠第一段和第二段交界处的十二指肠后壁，偶尔可见于远端。目前认为这是一种局灶增生或是一种错构瘤，而非真性肿瘤。可发生于任何年龄。临床上一般无症状，少数可出现肠梗阻及出血等症状。大体观察：单发，呈息肉状有蒂，直径为0.5～6 cm。镜下观察：由分化成熟的十二指肠腺体局灶性过度生长，而形成一种隆突性病变。腺体常被成束的平滑肌分开，表面被覆十二指肠黏膜，周围有结缔组织包膜，可出现帕内特细胞。

（2）波伊茨-耶格综合征

波伊茨-耶格综合征包括：①胃、小肠、结肠的波伊茨-耶格息肉；②黏膜及皮肤色素沉着；③常染色体显性遗传，即有家族史。另有些患者无家族史（占45%），或家族成员有息肉，但无色素沉着；或有色素沉着而无息肉。病变部位以小肠最多，为60%～96%，主要见于空肠和回肠，而累及结肠、胃、十二指肠和阑尾较少见。发病年龄差异较大，从儿童至老年人均可出现，但首次发病年龄多在10~30岁。

临床表现：患者常因无症状而易掩盖家族史。几乎所有病例都出现口、唇及四周的色素沉着，尤以下唇为多。颊黏膜、齿龈、软腭、舌、眼睑、耳周、鼻

① 周晓琳，王正廷，钟捷. 肠道上皮干细胞与肠道肿瘤的发生[J]. 外科理论与实践，2018，23（02）：173-177.

侧、手指、脚趾甚至肠黏膜也常有色素斑点。色素斑多在儿童期即被发现，皮肤色素随年龄增长而加深、增多，一般在25岁以后色泽又逐渐变浅或消失，但黏膜上的色素通常终身不退。色素斑点大小多数是针尖大到黄豆大不等，面部比四肢数目多。色素斑点边缘清楚而不融合，不高出皮肤黏膜，无毛发附着，压之不褪色，周围皮肤正常。色素呈黑褐色、淡褐色、棕色、蓝褐色或灰色等，镜下所见位置表浅，主要位于鳞状上皮的基底层内，上皮细胞的色素母细胞增生。

大体观察：波伊茨-耶格息肉为多发性，直径从数毫米至数厘米不等，大多数直径在1 cm以下。多数有蒂，亦可无蒂。外形如大肠息肉，表面光滑呈分叶状。

镜下观察：由于黏膜肌板的增生，息肉呈分叶状，黏膜肌层像树枝一样伸展到各个分叶，组成分叶及分支的轴心，其中央为血管，外周是黏膜上皮组成的腺管或黏膜上皮形成的较粗短的乳头。其表浅处常为炎症性改变，腺上皮增生、细胞有异型性，可出现假性浸润而易造成误诊。多数学者认为这是错构瘤。

关于息肉的癌变和癌前病变问题，目前尚有争议。据统计，癌变率为2%～48%。这可能是由于息肉腺上皮有假性浸润特点而被误诊为癌变。里德（Reid）认为必须有转移才能确诊癌，其统计的癌变率为2%，且癌变多出现在40岁以下，高发区为十二指肠和胃，而这两部位又非波伊茨-耶格息肉的高发区。

息肉的并发症可导致腹痛、肠套叠、肠梗阻、出血及恶性变，并且随年龄的增生，新息肉不断增生发展。波伊茨-耶格息肉也可合并消化道其他部位的癌及其他脏器的肿瘤，如乳腺、肺和卵巢等。女性患者中有14%伴有卵巢良性肿瘤，偶见乳腺癌、子宫颈癌、卵巢癌、多发性骨畸形、家族性软组织肿瘤、先天性心脏病等同时并存。

治疗：由于波伊茨-耶格息肉多发且分布广泛，大多数学者反对采用肠切除术来预防肠套叠、梗阻和癌变，因为过多切除小肠可造成严重的营养吸收障碍，主张保守治疗、随诊，色素斑可不予治疗。对于胃和结肠处较分散的息肉，可通过纤维内镜和电凝固套法摘除息肉。

（3）幼年性息肉综合征

幼年性息肉综合征包括结肠多发性息肉和胃及小肠的幼年性息肉。幼年性息肉又称滞留性息肉，目前认为是一种错构瘤，部分患者有家族史，可能与显性遗传有关，是一种综合征而非单一病变。发病年龄多在1～10岁，少数患者大于10岁，亦可发生在成人。

大体观察：息肉为球形，呈深红色，表面光滑，可有细蒂。直径为1~2.9 cm或更大。

镜下观察：息肉内腺体呈囊性扩张，腔内充满黏液。腺管均由单层上皮被覆，无异型性。当黏液滞留过多时，腺腔成囊状，上皮可消失，腔内可见崩解的细胞碎屑。间质内有大量炎细胞浸润及纤维组织增生，以致腺体被间质分隔，分布比较分散而不规则。

治疗较大的息肉在内镜下切除。息肉数目太多，或伴有严重失血、蛋白漏出及癌变为外科手术指征。

（4）炎症性纤维样息肉

炎症性纤维样息肉可发生于胃肠道的任何一段，结肠较多见，胃和小肠少见。小肠的病变往往发生在回肠。目前多数学者认为该病变是炎症而非肿瘤。

大体观察：病变呈息肉状，边界清楚，突出于黏膜表面，多数有蒂，也可无蒂。平均4 cm大小，以大者为多见。

镜下观察：病变为局限性，主要位于黏膜下层，亦可达部分肌层，甚至肠壁全层。表面被覆黏膜上皮，常有溃疡形成。间质中为增生的成纤维细胞、组织细胞和增生血管，其间常有数量不一的嗜酸性粒细胞浸润，另外还可见浆细胞、淋巴细胞。组织细胞、中性粒细胞和肥大细胞等浸润，有时出现小的集合淋巴组织。典型的病变可见血管周围成纤维细胞环绕，排列呈洋葱皮样。此病变与组织细胞增生症、嗜酸细胞性肠炎，以及伴有寄生虫的异物性肉芽肿性反应无关。一般无恶变倾向。临床上患者时常出现小肠梗阻或肠套叠。治疗原则为外科手术切除。

（5）加德纳综合征

加德纳综合征是家族性息肉病的一种表现形式，相似之处在于有遗传倾向，不同之处在于有结肠外病变，至少有一种或多种病损出现。多见于年轻人，有家族史的成员中可早期诊断。患者在胃及小肠可出现各种息肉和腺瘤，亦可有特征性的十二指肠病变，如在一些家族成员中发现壶腹周围癌。其他部位的病变包括上、下颌骨骨瘤；各种软组织肿瘤，如纤维瘤病、发生在肠系膜和腹壁皮下的脂肪瘤、纤维瘤及表皮样囊肿。这组病变是否为结肠家族性息肉病继续发展的结果还存有争议。

（6）卡纳达–克朗凯特综合征

卡纳达–克朗凯特综合征罕见，是一种非肿瘤性息肉病变。临床常侵犯胃、小肠和结肠，有皮肤色素沉着、脱发，以及指甲营养不良。胃肠道的息肉可使患者出现腹泻、肠源性蛋白丢失、体重进行性下降。病因不明。

大体观察：肠黏膜出现大小不等的结节，大者多有蒂，并可出现胶冻状改变。

镜下观察：黏膜腺体增生、出现囊性扩张、水肿及黏膜内慢性炎症改变。

鉴别诊断：与幼年性息肉病的区别在于该综合征不是错构瘤，且多发生在老年人，可见于30岁以上，平均发病年龄60岁，男性稍多。类固醇治疗有效。

（7）多发性错构瘤综合征

多发性错构瘤综合征又称戈登综合征，非常罕见。有家族性，可能为常染色体显性遗传，伴有多发性口唇皮肤错构瘤和女性乳腺与甲状腺增生性病变，以及全胃肠道的增生性病变，包括息肉。在有限的病例报道中，息肉出现的部位、类型、形状、大小及数量均有差异。

镜下观察：显示腺体呈囊性扩张，炎症及增生性改变。发病10年后，息肉的形态酷似幼年性息肉，区别在于与发生在其他部位的错构瘤是两种不同的综合征。

（二）恶性上皮性肿瘤

1. 小肠癌

小肠癌的发病率远远低于结肠癌，仅占消化道恶性肿瘤的1%～3.6%，但与结肠癌的发病地区倾向相平行，即发达国家的发病率高于发展中国家。发病年龄以中年人为主。小肠癌占小肠恶性肿瘤的10%～34%，居第3位，其中十二指肠癌的发病率最高，为40%～55%，其余依次为空肠和回肠。十二指肠癌占全消化道恶性肿瘤的0.3%。其发病部位分为3个区，即十二指肠乳头上部、乳头周围区和乳头下部。以乳头周围区的癌最多见，占65%，其余依次为乳头上部（21%）和乳头下部（14%）。十二指肠球部极罕见。空肠癌好发于上段。十二指肠和空肠以腺癌最多见。回肠肿瘤好发于远端。近回盲瓣处，是类癌的好发部位。

小肠腺癌的发生局部受癌前因素的影响。克罗恩病与小肠癌的发病有密切关系，约75%的癌变发生于回肠，这也是克罗恩病的好发部位，另外24%发生在空肠，发生在十二指肠极少见。有家族性息肉病或加德纳综合征的患者，腺瘤癌变则常见于十二指肠，特别是在壶腹周围区。这些癌变均与局部上皮的增生有关。另外，可发生小肠癌的部位包括梅克尔憩室、异位胰腺、胃黏膜异位和回肠造瘘口等。

（1）十二指肠癌

大体观察：十二指肠癌可表现为息肉型、浸润型、缩窄型和弥漫型。壶腹上部常见类型是息肉型，质软，大小不一，大的呈菜花状突入肠腔，可造成肠梗阻。壶腹周围区常呈溃疡浸润型和息肉型，溃疡直径为1～5 cm，边缘隆起、质硬。壶腹下部常呈缩窄型，肿瘤沿肠壁环形生长，导致十二指肠狭窄和发生阻塞。弥漫型在十二指肠罕见。

镜下观察：十二指肠癌主要为腺癌，以分化好的腺癌为主。细胞呈高柱状及立方状，排列成乳头状或腺管状。少数为黏液腺癌，约20%是低分化型腺癌。其他少见类型有小细胞癌、腺棘癌和鳞状细胞癌。

（2）空肠癌、回肠癌

空肠癌多于回肠癌，主要发生在空肠上段。回肠癌多发生在下段，近回盲瓣处。

大体观察：与十二指肠大致相同，但以缩窄型最多见，肿瘤呈环形生长。

镜下观察：以腺癌为主，偶见帕内特细胞和嗜银细胞，后者多见于回肠。

诊断和鉴别诊断：小肠癌起病隐匿，早期症状不明显，中晚期症状也不特殊，临床表现又无明显规律性，确诊很困难。许多病例在确诊时癌已侵至深层，早期癌很少被诊断。临床表现主要有：①腹痛，约70%患者可出现腹痛，其疼痛部位与肿瘤的位置有关。多为不规律隐痛、胀痛或痉挛痛，一般不易引起重视。但在继发感染或穿孔时可表现为急性剧烈腹痛。②腹部肿块，近半数患者可触及包块，且活动性大，可推移，晚期固定。③出血，消化道出血常为间断发生的板油样便或血便。大量出血较少，多为长期反复少量出血，只表现为大便隐血，不易被察觉。④肠梗阻，小肠上端肿瘤梗阻会引起恶心呕吐。壶腹区的梗阻引起黄疸壶腹下部癌梗阻时，在呕吐物中有胆汁。而在小肠远端的肿瘤梗阻，会引起腹部肿胀和脐周痛。⑤肠穿孔，不多见，多发生在肿瘤后期，急性穿孔引起腹膜炎，慢性穿孔可形成腹腔内炎性包裹或肠瘘。⑥其他症状有体重下降、发热、腹泻、腹水等。

壶腹周围癌来自十二指肠黏膜，主要向乳头外生长，可累及胰头、胰胆管，需与壶腹部胆总管、胰管来源的癌区别，有时确定其来源颇困难，尤其是在肿瘤晚期。但多数肿瘤通过肿瘤大体和镜下观察还是可以辨认的。

转移：肿瘤浸透浆膜层可造成腹膜播散、卵巢转移或肿瘤周围粘连。也可通过淋巴管向淋巴结转移，壶腹癌的淋巴结转移率为20%～35%，壶腹下部转移率较低。肿瘤侵犯血管可通过静脉转移至肝、肺及其他远处脏器。

预后：小肠癌5年生存率为20%～40%。高位腺癌预后较差，可能与其发病率高、早期诊断困难及十二指肠手术困难大等因素有关。小肠癌5年生存率为28.1%，其中肿瘤限于局部无外侵者63.5%，有局限浸润者28.6%，有远处转移者5.3%。

治疗：原则上一旦诊断明确，应尽早手术，术后放射治疗、化学治疗有助提高生存率。旁路手术只能缓解症状，对预后无助。对于术后复发的病例，进行再次切除手术的机会极小。

2. 类癌

胃肠道类癌是由内分泌细胞或它们的前体细胞所产生的肿瘤。正常情况下这些细胞分散于胃肠道黏膜层。根据组织胚胎学部位可分为前肠、中肠和后肠。类癌60%~80%发生于中肠，阑尾和回肠末段为最常发生部位。另外10%~25%发生于后肠，主要位于直肠。前肠发生类癌较少，依次为胃、十二指肠和食管。十二指肠类癌主要发生在第二段，其次为第一段、第三段。肝胰壶腹和梅克尔憩室亦可发生。小肠类癌87%发生在回肠，9%发生在空肠，只有4%发生在十二指肠。

类癌可单发或多发（占1/4），是一种生长缓慢性肿瘤，临床上常无症状，往往是手术或尸体解剖时被发现，占小肠尸体解剖的0.65%。其中回肠类癌40%是在尸体解剖中发现的，19%是在手术中被发现的。少部分可出现症状，如肠梗阻和出血，只有7%出现类癌综合征。发病年龄以中老年为主，平均年龄为67岁。男女比例为2∶1或近似。

（1）大体观察：大多数类癌呈结节状突出于黏膜或位于黏膜下层。直径为1~2 cm，超过3 cm者少见。切面呈灰白色或淡黄色，边界清楚。

（2）镜下观察：

①类癌有多种形态结构。常见的类型有岛屿型、梁索型、混合型、管状型（腺管型）和未分化型。偶尔可见其他类型，如杯状细胞型。

第一，岛屿型。在胃肠道类癌中，岛屿型类癌是最常见的一种类型。最多见于回肠和阑尾（中肠）。特点是细胞排列紧密，呈实性岛状、团块状。细胞呈小圆形或卵圆形，大小一致，胞质少，呈颗粒状，弱嗜酸性。核结构也一致，但也可出现多形性和异型性，核分裂很少见。偶尔在癌巢周边细胞排列，呈栅栏状，也可在岛内围绕静脉血管壁形成假腺腔样结构。

第二，梁索型。梁索型又称缎带型，特点是肿瘤细胞排列呈条带状，中间为胶原纤维分隔。条索中肿瘤细胞通常只有1~2层厚度。细胞小，呈梭形，胞质少。也可出现较大的肿瘤细胞，胞质丰富，细胞核细长，并沿条索的长轴排列。单纯梁索型常出现在后肠，也可与其他型混合存在于前肠类癌中。

第三，管状型。管状型特点是出现腺管状、腺泡状或玫瑰花样结构，是一种少见的类型。在胰腺与支气管发生的内分泌肿瘤中可见到该类型，而在胃肠道多以混合型中有管状型出现，多见于后肠类癌。

②高分化内分泌癌——恶性类癌。大细胞型多呈巢状或片状，胞质丰富，核大，呈多形性，有坏死，核分裂多见。似肺的不典型类癌，偶见菊星团结构。

③低分化内分泌癌——小细胞癌为极少见的类型。近年来的文献报道，发病率有上升趋势。小细胞癌类似于肺小细胞癌，细胞小，呈梭形、小圆形，伴大片坏死，核分裂多见，易转移。在同一种瘤中，多数肿瘤成分单一，由一种类型细胞组成，也可同时出现两种或两种以上细胞类型，甚至在部分区域可出现其类型结构的分化。

④混合型。特点是由两种或两种以上结构组成。这种类型多见于回肠，是外分泌癌和内分泌癌的混合类型。

（3）辅助诊断：因类癌有组织化学特点，银染色可帮助诊断，主要是亲银阳性。电子显微镜下在类癌细胞内可见大量的、大小不等的神经内分泌颗粒，有助于诊断。免疫组织化学：神经特异性烯酸化酶（NSE）、嗜铬素、突触素呈阳性，S-100也可呈阳性。

（4）转移：高分化内分泌癌——类癌是一种生长缓慢性肿瘤，临床表现可长期无症状，文献中报道肿瘤侵入肠壁1/2者74%~80%有症状。而肿瘤浸润程度越深，转移的可能性越大，90%的深部浸润者已出现转移，而浅表浸润者往往无转移。原发灶肿瘤的大小与转移有关，肿瘤直径为1~2 cm，50%有转移，大于

2 cm，80%有转移，而直径小于1 cm的患者，其转移率小于5%。另有个案报道在患者脊柱发现类癌转移灶10年之后，才发现回肠的原发灶，其原发灶肿瘤直径为3 cm，而小细胞癌的转移出现较早。

（5）预后：类癌的预后好，平均5年生存率为66.5%，若肿瘤局限于原发灶无外侵者，5年生存率可高达92%，局部有外侵者5年生存率亦可高达86%，而有远处转移的5年生存率仅有40%。

（6）类癌综合征：类癌细胞能释放5-羟色胺（serotonin, 5HT）和多肽类激素，如生长抑素、胃泌素、降钙素、胰多肽、胰岛素、P物质、铃蟾素、高血糖素等。临床上可出现间歇性面部潮红、阵发性水样泻、哮喘、瓣膜病变、心功能不全等症状，并可引起佐林格-埃利森综合征、生长抑素瘤、库欣综合征。其中10%的佐林格-埃利森综合征是十二指肠类癌分泌的胃泌素引起的。

（三）转移癌

小肠转移癌不常见，主要来自腹腔和盆腔脏器的肿瘤，如胃癌、直肠、乙状结肠癌、卵巢及睾丸肿瘤、腹膜后肿瘤等。远处肿瘤转移多见于恶性黑色素瘤等。所引起的主要症状为肠梗阻、腹部包块。

## 二、小肠间叶组织肿瘤

（一）良性间叶组织肿瘤及瘤样病变

1. 胃肠道间质瘤

胃肠道间质瘤是胃肠道最常见的非上皮性肿瘤。目前认为胃肠道间质瘤可能起源于胃肠道未定向分化的间质细胞，特征性改变是c-kit基因突变和CD117蛋白的阳性表达。一些学者认为间质细胞来源于胚胎中胚层，具有向肌源性和神经源性分化的潜能，故肌动蛋白、S-100、NSE和CD34呈阳性表达。不同的意见认为，胃肠道间质瘤向神经分化的特征尚有待进一步的研究给予证实或排除。

本病多见于中年人，平均发病年龄为47岁。男女发病率无差别，临床上可出现腹痛、腹部包块、肠出血、肠梗阻、肠套叠等症状。

（1）大体观察。肿瘤大体可分为腔内型、壁内型、腔内-腔外型和腔外型四类。以腔外型为多见，腔内型次之。腔内型肿瘤突向肠腔表面，可造成黏膜溃疡。最大者直径为数厘米，壁内型一般较小，直径常在1 cm以下，腔外型往往较大。瘤结节多呈圆形，质硬，边界清楚，无包膜，切面呈编织状改变。

（2）镜下观察。间质瘤细胞呈梭形，胞质丰富，呈粉染，编织状排列，或排列成短束状、旋涡状，有时出现栅栏状排列。细胞核呈短梭形，细胞分化成熟，无异型性，无核分裂象。胃肠道间质瘤有时在形态上为良性，肿瘤体积不大，细胞排列较密集，偶见核分裂象，即可出现复发或转移，生物学表现为恶性，故有学者提出胃肠道间质瘤为潜在恶性或交界恶性肿瘤。

（3）治疗与预后。手术切除为主要治疗手段，大多数预后好，无死亡。

2. 脂肪瘤

脂肪瘤少见，占小肠良性肿瘤的12%，以回肠、空肠多见，梅克尔憩室也可发生。临床上常无症状，不易被发现，肿瘤往往长得较大，可出现肠梗阻、肠出血、腹部包块等症状。肿瘤以单发为主，极少有多发性脂肪瘤出现，肿瘤数量可以很多，因而被称为脂肪瘤病。该病多见于20岁以上成人，以50~70岁多见。

（1）大体观察。肿瘤多位于黏膜下层，少数位于浆膜下。位于黏膜下层的肿块常突向腔内，呈息肉状，无蒂或有蒂，大者可出现黏膜溃疡。肿瘤切面呈黄色，质软，有包膜。

（2）镜下观察。由分化成熟的脂肪细胞组成。位于黏膜下者可压迫肌层和黏膜层。黏膜发生溃疡时可引起继发性纤维血管增生，并可穿透肿瘤达基底，肿瘤被纤维组织分隔成小叶状，偶尔可出现典型的肉芽组织增生。

（3）临床诊断。主要依据X线诊断方法。肿瘤较大时可出现肠梗阻、肠套叠等症状，溃疡性肠出血少见。治疗及预后以手术治疗为主，预后好，无死亡。

3. 回盲瓣脂肪组织增生

回盲瓣黏膜下层脂肪组织增生过多，引起该瓣膜的扭曲并突入盲肠。多见于中年女性，临床上无特殊症状，可出现便秘和腹痛。极少数病例可出现肠梗阻和出血。纤维结肠镜可见增大的回盲瓣呈黄色唇状突起。目前病因不明，可能与激素有关。

4. 小肠血管瘤

小肠血管瘤少见，仅占小肠良性肿瘤的8.5%。大多数为单发，也可为多发性，多见于空肠和回肠。

（1）大体观察。绝大多数小肠血管瘤小，直径在几毫米至2 cm，较大的肿瘤罕见。临床上常伴有慢性出血而引发贫血和黑便症。偶尔太大的小肠血管瘤造成肿块内出血，使肿块呈息肉状或丘状突向黏膜面，呈淡红色或紫色。

（2）镜下观察。在黏膜及黏膜下层有数量较多的不规则的出血区，偶尔这种病变可穿透肌层到达浆膜面。组织学上分为三型：毛细血管瘤、海绵状血管瘤和混合型血管瘤。管壁为一层内皮细胞。

5. 弥漫性肠道血管瘤病

弥漫性肠道血管瘤病少见，病变不限于胃肠道，可在许多部位如头颈部皮肤和软组织出现多发性血管瘤。胃肠道血管瘤病，几乎100%侵犯胃、小肠和结肠。因出血或贫血，常在儿童期被发现。而肠套叠的出现较晚，在肿瘤长到足够大时才可发生。早期诊断依靠血管造影检查。

6. 淋巴管瘤

胃肠道淋巴管瘤十分罕见，发生在小肠较其他部位相对多些。

（1）大体观察。黏膜面隆起或呈息肉状突向腔面。

（2）镜下观察。病变局限于黏膜下层，淋巴管呈囊性扩张，内衬内皮细胞，腔内充满淡红色淋巴液，其中可见一些淋巴细胞。

7. 胃肠道自主神经肿瘤

胃肠道自主神经肿瘤少见。包括神经纤维瘤、神经鞘瘤和节细胞神经瘤。这些病变起源于肠壁神经丛，并突向肠腔呈息肉状或团块状，可发生于小肠任何一段。因为也可表达c-kit基因，故与胃肠道间质瘤有相似的表达形式，需要借助电镜并结合神经分化相关抗原的表达予以鉴别。

（1）神经纤维瘤。小肠神经纤维瘤可单发或多发，常为多发性，又称神经纤维瘤病。

镜下观察：神经纤维排列呈束状、旋涡状，细胞长梭形。基质中含丰富的黏多糖，故梭形细胞排列疏松。病变主要位于黏膜下，也可穿透黏膜肌板到达黏膜层，使腺体扭曲变形。

（2）神经鞘瘤。更少见，一般有包膜，可出现囊性变。病变常位于黏膜下层。细胞核排列成典型栅栏状，当免疫组化显示存在平滑肌分化时，应将其归入胃肠间质瘤。

8. 节细胞性副神经瘤

节细胞性副神经瘤又称为非嗜铬性副神经瘤、副神经节神经瘤，是一种形态特殊的肿瘤。大多数发生在十二指肠第二部分，尤其是肝胰壶腹近端，偶见发生于空肠或回肠。大体观察呈息肉状、斑块状，镜下特点是具有3种成分：①具有类癌样分化的神经内分泌癌；②孤立的神经节细胞，NSE；③梭形神经鞘细胞和支持细胞，S-100。还有报道该肿瘤含淀粉样物，有器官样排列和分泌胰多肽细胞，提示该瘤为错构瘤性病变，可能来自胰腺腹侧原基。大多数为良性临床经过，也有个别报道有淋巴结的转移。

（二）恶性间叶组织肿瘤

1. 恶性间质瘤

一般认为恶性间质瘤发病率仅次于小肠恶性淋巴瘤和小肠癌，居第3位，约占26%。主要好发部位在空肠，占47%左右，特别是空肠的起始部位最多见，其次为回肠和十二指肠。

临床表现：一般发生在中年以上，平均年龄为50岁，男女发病无差异。表现为腹部包块、腹痛、便血、贫血，还会出现呕血、肠梗阻、肠套叠、肠黏膜溃疡、肠穿孔等症状。

（1）大体观察。与间质瘤相似，分为腔内型、壁内型、腔内-腔外型和腔外型4种类型。其中以腔外型最多，占2/3以上；其次是腔内型，占1/4。肿瘤呈圆形或类圆形，分叶状，边界清楚。切面呈灰白色，鱼肉状。肿瘤分化好时，质地偏硬，有编织状纤维束。可合并出血、坏死及囊性变，坏死可破溃与肠腔相通。腔内型常出现溃疡，且一般肿瘤不大即可出现症状，如肠梗阻和出血。肿瘤因不易早期发现，故一般较大，直径多为7.8～10 cm。

（2）镜下观察。细胞主要是梭形，多呈短束状排列或编织状排列，偶有栅栏状排列或弥漫性分布。细胞密集，异型性明显，核呈棒状，染色质呈粗颗粒状，可见核仁。亦可出现奇异型核，核巨大深染，或有多核巨细胞。核分裂象多少不等，一般以20个高倍视野超过5个核分裂象为诊断恶性标准。鉴别诊断主要与间质瘤区别。核分裂象的多少依然是重要指标，其次是肿瘤的大小、生长方式、浸润程度、细胞丰富与否，均为重要的参考指标。诊断恶性主要依据以下几点：①肿瘤大小与转移有密切关系，随着瘤体的增大，转移的危险度也随之增加。肿瘤大于6 cm者有50%已发生转移，但有时肿瘤直径大于2 cm、伴有较多核分裂象者也具有转移的危险。②肿瘤侵犯邻近组织是明确的恶性证据。尽管有时肿瘤很小，但有较宽的溃疡，而使受累及黏膜消失；或镜下显示有黏膜浸润伴腺体分离现象，也被视为恶性指征。③肿瘤坏死通常是恶性证据。④肿瘤细胞的分化、异型性、细胞大小、细胞密集度也是重要的诊断依据。⑤核分裂象是诊断恶性的重要依据。一般以20个高倍视野超过5个核分裂象为标准。但文献中也有报道在20个高倍视野不超过1个核分裂象，甚至无核分裂象者也可出现转移。⑥一些肿瘤具有交界恶性特点或逐渐恶变潜能的特点。如在良性间质瘤中出现小灶恶性区域，故目前有学者认为即使是良性形态的间质瘤，也有潜在恶性的生物学特点。

（3）局部浸润和转移。恶性间质瘤局部浸润常直接侵犯周围组织和胰腺。转移最初的两个部位是肝脏和腹膜表面。有时转移灶大于原发灶，整个腹膜表面可被大小不等的肿瘤结节覆盖。淋巴结转移较少，只占10%。另外腹腔内其他转移部位是腹膜后软组织。远处转移常侵犯肺，约占10%，皮下组织转移占10%。身体其他部位也可出现转移。

（4）治疗。手术切除是治疗小肠恶性间质瘤的主要手段，一般为肠段局部切除，即使发现肿瘤已有破裂种植，也不要轻易放弃手术，应将原发灶切除，同时耐心地逐个清除可见的肿瘤结节。对集中在一处的肝转移结节，可进行肝部分切除术。术后行腹腔化学治疗，这样可以改善患者的生活质量，延长生存期。

（5）预后。小肠恶性间质瘤的早期诊断较困难，就诊时多已进入较晚期，故预后不佳。5年生存率为25%左右。肿瘤无转移的预后较好，5年生存率为45%；有转移的预后差，5年生存率不足10%。死亡原因主要是肝转移。

2. 恶性血管肿瘤

（1）血管肉瘤。原发性血管肉瘤十分罕见，末端回肠是常见受累及部位，亦有十二指肠及上段空肠的个案报道。临床上可出现肠梗阻及肠出血。肿瘤多位于黏膜下层，向腔面隆起，镜下为典型血管内皮肉瘤图像。

（2）卡波西肉瘤。以往该肿瘤发生在胃肠道极罕见，但近年来随着AIDS的逐渐增多，卡波西肉瘤累及胃肠道亦不少见，尤其小肠是常见受累部位，高于胃和大肠。①大体观察。肿瘤呈灶状、斑片状、息肉状或火山口状。大多直径在0.5~1 cm，也可很大。②镜下观察。为典型卡波西肉瘤结构。肿瘤主要为肉瘤样梭形细胞，其间有血管样裂隙，内含红细胞。当病变累及黏膜时，通过内镜的黏膜组织活检即可诊断。

## 三、大肠肿瘤

（一）腺瘤

腺瘤大体上分为隆起、扁平和凹陷三型。隆起型指黏膜表面隆起边界清楚的上皮增生性病变，又分为有蒂型和无蒂型两种。而扁平型和凹陷型在内窥镜下呈现平于黏膜的红色斑块，或稍隆起于黏膜，或稍有凹陷。在胃肠道息肉中，大肠为主要好发部位。我国大肠纤维镜检查的息肉检出率为20%，多发性息肉病的检出率为0.5%；欧美55岁以上的检出率为1/3；日本尸检的检出率为30%～47.6%。息肉可发生于大肠的任何一段。男女均可发病，并随年龄增长发病率也有增高的趋势。家族性息肉病是常染色体基因显性遗传性疾病，约50%有家族史。

1. 管状腺瘤（腺瘤性息肉）

大多数息肉直径在1 cm以下，可单发或多发。呈圆形或卵圆形，表面不规则。多数有蒂，息肉向腔内突起，根部有一细长或短蒂与肠壁相连。大约30%为无蒂，呈广基向腔面突起或呈扁平状，显示呈略为高起的小斑块状，偶见凹陷状。

镜下观察：以增生的腺体为主，构成管状结构。高柱状腺上皮可有不同程度的异型性。分泌黏液，腺管排列较规则，且密集。腺上皮细胞核增大，深染。呈杆状核，较规则地排列于细胞基底部。伴随不典型增生的上皮细胞核排列略呈不规则，可呈假复层，细胞核上移自腔面，核染色加深，核径加大，可见核分裂象。其胞质也随异型性的增加而黏液分泌减少，胞质嗜碱性。临床上常有出血，男性多于女性，74%的息肉直径在1 cm以下，其癌变率为1.0%。当息肉直径在1 cm以上时，其癌变率达85%，平均为13.9%，癌变率也随息肉的数量不同而异，息肉多时则癌变率也增高。

2. 绒毛状腺瘤

息肉可单发或多发，呈乳头状或绒毛状突出于黏膜表面。多数无蒂广基，表面粗糙质脆，可有糜烂与溃疡。肿瘤直径为0.3~20 cm，多数在2～4 cm，平均为3.4 cm。

镜下观察：增生的腺体呈绒毛状、分枝状突向肠腔，绒毛常与黏膜面垂直，表面被覆高柱状上皮，中心为纤维血管束，常有不同程度的异型性，其癌变率高于管状腺瘤，文献中报道绒毛状腺瘤切除后伴有浸润者占30%～41.9%。临床上大多有出血，少数无症状，切除后易复发，其恶变率因肿瘤大小及数量而异，肿瘤越大癌变率越高。多发性腺瘤的癌变率增高。早期癌变的诊断，除了有重度不典型增生，更重要的是依靠浸润，特别是蒂的浸润是恶变的重要依据之一。

3. 管状绒毛状腺瘤

管状绒毛状腺瘤为腺瘤的混合型，大体观察其外观类似于管状腺瘤或绒毛状腺瘤，可有蒂或无蒂，表面略呈绒毛状结构。其癌变率也介于绒毛状腺瘤和管状腺瘤之间，约为22.4%。

镜下观察：当息肉中管状腺瘤和绒毛状腺瘤成分大致相等时，称作管状绒毛状腺瘤。它的发生率与息肉的大小有关，当息肉直径大于 1 cm 时，发生率可达76%。

4. 扁平腺瘤

（1）肉眼观察。形态为极小的隆起（小于1 cm），或呈碟状、斑片状，无蒂，病变中心常有凹陷。

（2）镜下观察。为小的管状腺瘤图像，42%伴有广泛的重度不典型增生。2/3的病变小于5 mm，并伴有重度不典型增生，其他1/3也有中度不典型增生。扁平腺瘤与同等大小的典型的腺瘤相比，其不典型增生及癌变率均高，故扁平腺瘤更易进展为腺癌。肠镜亦可诊断，显示为非外生性，伴中心凹陷或扁平凸起。

关于腺瘤恶变的高危险性包括以下特点：①任何腺瘤伴有重度不典型增生；②腺瘤的直径大于1 cm；③腺瘤中包含大于25%的绒毛状腺瘤成分；④多发性腺瘤（无论大小及形状），超过3个；⑤扁平腺瘤。

（二）息肉综合征

1. 家族性腺瘤性息肉病

家族性腺瘤性息肉病具有高度恶变倾向，并证实为常染色体显性遗传性疾病，定位于染色体5q21，以大肠内息肉的弥漫性分布为特征，息肉少则在100个以上，多者可达5000个或更多，平均为1000个。直径多在1 cm以下，从略高于正常黏膜至相对较大息肉不等。形态学类似于管状腺瘤、管状绒毛状腺瘤，而单纯绒毛状腺瘤者少见，也可出现扁平息肉和凹陷型息肉。临床上多见于成人，新生儿很少见，出现症状时平均年龄为23.8岁，很少发生于10岁以前。未经治疗的患者，绝大多数要发生一个或几个大肠癌。在就诊的患者中，约67%的家族性息肉病已有大肠癌的存在，而在群体普查中，只有7.5%的人合并有大肠癌，大部分癌变发生在30岁左右，平均癌变年龄在39岁，比普通人群的大肠癌发病年龄提前约

20年。息肉癌变的好发部位首先为直肠（39%），其次为乙状结肠（24%）、降结肠（20%），其余为其他部位。这种息肉癌变往往呈多发性，可能是多中心来源的。临床上当息肉直径在1 cm以下时，往往无症状，随着息肉体积的增大，即出现便血等症状。重症患者直肠的息肉，有时可随黏膜脱出肛外，也可合并其他脏器的肿瘤，如胆囊、甲状腺和肾上腺。另外，家族性息肉病常合并胃十二指肠的多发性息肉，其癌变率高于常人。

2. 加德纳综合征

加德纳综合征是一种大肠内多发性腺瘤样息肉病，合并有结肠外病变的常染色体遗传性疾病。目前认为，除结肠内多发性腺瘤性息肉外，同时伴有以下一种或几种表现的均可称为加德纳综合征：①骨疣或骨瘤，主要在面骨和颅骨；②皮肤囊性病变，如皮样囊肿或皮脂腺囊肿；③软组织纤维瘤或硬纤维瘤；④牙齿畸形。

3. 特科特综合征

家族性腺瘤性息肉病伴有中枢神经系统恶性肿瘤称为特科特综合征，也是一种家族性常染色体显性遗传性疾病，其恶变率与家族性息肉类似，有些患者在大肠息肉被诊断之前，就死于脑膜质瘤。目前对其是否为一种独立的疾病也有争论。多数作者认为它与加德纳综合征一样，实质上是一组同一遗传基因导致的遗传性疾病，是一类在表现上有差异的遗传性疾病，因而多倾向于将该类疾病统称为家族性腺瘤性息肉病。

4. 波伊茨-耶格综合征（PJS）

波伊茨-耶格综合征是错构瘤性病变，多发生于小肠，累及结肠、胃，阑尾少见。结肠的波伊茨-耶格息肉是波伊茨-耶格综合征的一部分。波伊茨-耶格息肉可伴发腺瘤性息肉，息肉可有异型性甚至恶变。

5. 幼年性息肉

幼年性息肉是儿童最常见的结肠息肉，好发于2~7岁的儿童，尤其以非洲发病率最高，但大约有1/3的患者发生在成人。临床以无痛性便血为主要症状，息肉70%为单发、30%为多发，以乙状结肠多见，也可自行脱落，经直肠排出体外。幼年性息肉又称潴留性息肉、先天性息肉，为错构瘤性质。约1/3的患者有家族史，可能与显性遗传有关。约20%的患者有肠外先天性畸形、小肠扭转、肠系膜淋巴管瘤、先天性肌弛缓症、脑水肿、法洛四联症、主动脉狭窄、甲状舌骨囊肿等。

大体观察：息肉呈球形，深红色，表面光滑，有时可见细长的蒂。息肉直径为0.5~2.9 cm或更大。息肉数量一般较多，但比家族性息肉数量少，也可伴有多个息肉聚集，似葡萄状。

镜下观察：息肉内腺体呈囊性扩张，腔内充满黏液。腺管被覆单层上皮，无异型性。当黏液潴留过多时，腺腔成囊状，上皮可消失，腔内可见崩解的细胞碎屑。间质内有大量淋巴细胞浸润及纤维组织增生，以致腺体被间质分隔，分布比较分散且不规则。经手术切除或自然脱落后，一般不复发，为一种良性局限性病变。有文献报道幼年性息肉内见有灶状重度不典型增生至原位癌变。

文献中有报道在结肠癌患者中发现伴有幼年性息肉。回顾这些病例，发现癌常在开始出现症状或诊断之后1～25年中发生，平均为15年。癌变细胞多为低分化腺癌或未分化癌，预后差。幼年性息肉患者中有16%伴发腺癌性息肉，所以大肠癌的细胞来源是幼年性息肉本身的癌变，还是混杂其中的腺瘤癌变，尚不十分清楚。

婴儿期的幼年性息肉是一种罕见的亚型。最初症状可出现于1岁以内。息肉发生在大肠、小肠和胃。组织学类型是典型的幼年性息肉，临床症状包括出血、营养不良和肠套叠。通常至2岁死亡，没有发现家族性息肉史。

6. 多发性错构瘤综合征

1963年首先报道，系一种少见的常染色体显性遗传性疾病。临床上有家族史，可伴有多发性口腔、皮肤的错构瘤，乳腺、甲状腺及骨骼等多个系统的病变，还可伴发结肠及小肠的多发性息肉，属于错构瘤性病变。息肉的大小、形态、数量及部位各异。镜下可见腺体扩张、腺上皮增生及慢性炎细胞浸润，伴有黏膜肌层紊乱和增生。

7. 卡纳达–克朗凯特综合征

卡纳达–克朗凯特综合征是一种罕见的非遗传性疾病。常表现为胃肠道多发性息肉，伴有脱发、指甲萎缩和皮肤色素沉着，消化道症状有腹泻、腹痛、食欲不振、肠源性蛋白丢失、体重进行性下降、乏力、便血等症状。形态特点似幼年性息肉，不同之处在于它为综合征而非错构瘤，多发生于老年人，男性较多，类固醇治疗有效。

（三）非肿瘤性息肉

1. 增生性息肉

增生性息肉又称化生性息肉，好发于乙状结肠和直肠，特征是无蒂广基，表面光滑，少数有蒂。体积小，多数直径在0.5 cm以下，仅1%~4%超过1 cm。

镜下观察：息肉多位于肠壁的顶部，腺体拉长，管腔扩张。腺上皮增生呈乳头状，内褶形成锯齿状外观，横断面腺腔呈星芒状结构。上皮细胞胞质丰富，充满黏液，在腺腔基底部可见核分裂象。上皮下的基底膜增厚，腺管周围成纤维细胞增生并随腺上皮向上推移，黏膜肌板也可出现紊乱，并向表面呈放射状伸展。混合性增生性息肉的镜下特点，多见有明显的锯齿样外观，伴有不典型增生。另一种变形称为倒转性增生性息肉，较常见于右半结肠，以内生性生长并穿透黏膜肌层为特征。纯粹的增生性息肉不会恶变，而在多发性增生性息肉综合征的患者中，息肉体积较大者有时伴发腺癌。

2. 炎性息肉

炎性息肉通常见于肠道炎症性疾病之后或手术吻合口附近，是一种结肠黏膜损伤后上皮及肉芽肿的增生性病变。有两种类型，即真性纤维性息肉和炎性假性息肉。

大体观察：结肠黏膜呈多发性细长的指状突起，或呈地毯状、结节状，基底较宽，直径为数厘米。

镜下观察：息肉的表面是黏膜溃疡导致残存的黏膜上皮岛及肉芽组织增生，息肉由增生的黏膜构成间质水肿，或单纯由增生的肉芽组织形成，或由增生上皮和肉芽组织共同组成。腺管常伴有良性扩张，间质有不同程度的淋巴细胞、浆细胞、单核/巨噬细胞和嗜酸性细胞浸润。在非洲，这种息肉占息肉活检的25% ~ 30%。

（四）恶性上皮性肿瘤

1. 流行病学

大肠癌的发病率有明显地区倾向，欧洲和北美地区为大肠癌高发区，亚洲、非洲、南美洲发病率较低，我国的大肠癌的发病率，也呈现明显的地区性，大城市的发病率明显高于中小城市和农村，且发病率有逐年增高的倾向。

大肠癌的病因与以下因素有关。

（1）饮食因素。高脂、高蛋白、低纤维饮食和总热量摄入过多，与大肠癌的发病密切相关。根据移民流行病调查，由低发病地区如日本、中国等，移居到美国后，其发病率及死亡率接近移民地区人群水平。

（2）遗传因素。有家族性息肉病的患者比普通人癌变率高百余倍。其他息肉综合征如加德纳综合征，也具有较高的癌变率。

（3）慢性肠炎（尤其是溃疡性结肠炎）。慢性肠炎患者易发生大肠癌。慢性溃疡性结肠炎的癌变率为3%～5%，并且随着病变范围的增大、病程的增长，其癌变率也递增。

（4）盆腔照射。如宫颈癌患者盆腔放射治疗若干年后，发生直肠癌、乙状结肠癌。

（5）其他。如血吸虫病、体力活动减少、饮酒等因素与其相关。

2. 部位和大体特征

大肠癌最好发部位是直肠，其次为乙状结肠。发生在直肠和乙状结肠的癌占50%~70%，且多见于年长者。大多数为单发癌，多发者仅有0.32%～0.9%。临床表现为大便带血、排便习惯改变、慢性失血性贫血、腹痛、肠梗阻等症状。外周血清中癌胚抗原的阳性率占大肠癌的72%~97%，有助于诊断。但CEA阳性也可出现于其他癌症患者，如胃癌、乳腺癌、胰腺癌和前列腺癌等。

3. 组织学特征

关于结直肠癌的定义：①WHO 2000年分类中，结直肠癌的定义为结直肠恶性上皮性肿瘤，只有肿瘤侵透黏膜肌层到达黏膜下层时，才能确定为恶性。定义的要点：部位只限于结直肠；深度为穿透黏膜肌层达到黏膜下层；可同时有散在的Paneth细胞、神经内分泌细胞或小灶鳞状细胞分化。②WHO 2000年分类中将上皮内瘤变与异型增生视为同义词。轻度和中度异型增生归入低级别上皮内瘤变；重度异型增生、原位癌和黏膜内癌都归入高级别上皮内瘤变。③具有腺癌的形态特点，但仅限于黏膜上皮或侵犯固有膜的病变，几乎没有转移的风险，因此分别称为"高级别上皮内变瘤"或"高级别黏膜内瘤变"，要比"原位腺癌"和"黏膜内癌"更为合适。

大肠癌以分泌不等量黏液为主的高-中分化腺癌最为常见，肿瘤由柱状细胞、杯状细胞组成，偶有内分泌细胞和帕内特细胞。

（1）乳头状腺癌

癌组织呈分支状、乳头状结构突向腔面，乳头中心为少量纤维和血管间质，乳头表面癌细胞呈高柱状，有不同程度的异型性，但通常细胞分化良好，属低度恶性。

（2）管状腺癌

癌组织排列呈腺管状结构，根据分化程度分为高分化、中分化和低分化。高分化腺状腺癌，细胞均排列成腺管状，腺管由单层细胞组成，核多位于基底，异型性较轻。低分化腺癌的细胞多呈实性巢状或条索状排列，仅少量腺管形成衬，细胞分化差，异型性明显，胞质少。中分化管状腺癌介于两者之间。

（3）黏液腺癌

黏液腺癌又称为胶样癌，以癌细胞分泌大量黏液为特点，黏液主要为细胞外黏液，黏液以在肠壁中形成大小不等的黏液湖为特征，癌细胞衬在黏液湖边缘或散在漂浮在黏液湖中，细胞分化较好。

（4）印戒细胞癌

肿瘤主要由弥漫成片分布的分泌黏液细胞组成，黏液主要位于细胞内，也可达细胞外，癌细胞多呈球形，核被压在一边呈、偏月牙形，胞质可呈空泡状，充满淡蓝色黏液，也可呈红染颗粒状，细胞呈弥漫性浸润性生长。肉眼观察：肿瘤边界不清，肠壁增厚、变硬，表面可形成溃疡。

（5）鳞状细胞癌和腺鳞癌

鳞状细胞癌和腺鳞癌罕见，可见于回盲部结肠、乙状结肠或直肠。直肠下段鳞状细胞癌，应考虑为肛管鳞状细胞癌（也称为穴肛原癌）。多数鳞状细胞癌伴有腺癌成分，单纯鳞状细胞癌更少见。大体类型与腺癌无明显区别，鳞状细胞癌成分常分化较差，腺癌成分一般分化较好。

4．播散和转移

（1）局部扩散和种植转移。肿瘤侵透肠壁全层到达浆膜外脂肪或直肠外膜周围脂肪时，可直接累及邻近的组织和器官，并发生粘连，如直肠和乙状结肠癌会累及子宫、阴道、膀胱、前列腺等盆腔脏器，也可在子宫直肠窝或膀胱直肠窝内形成瘤块。横结肠癌可累及肝、胃、脾、大网膜等。升结肠癌和降结肠癌可累及腹膜后组织。结肠癌还可直接播散全腹腔脏器表面和腹膜表面，而形成全腹膜腔的种植。

（2）淋巴结转移。淋巴结转移是大肠癌的主要转移途径。其转移率与肿瘤的大小、浸润深度和肿瘤的分化程度密切相关。肿瘤分化越差，其转移的出现越早。

（3）血行转移。大肠癌的血行转移最常见的部位是肝脏，其次是肺、卵巢、肾上腺，少见的转移部位为脑、骨组织、睾丸、子宫、口腔等。

（五）良性间叶性肿瘤

（1）血管瘤。少见。各种血管瘤类型均可发生，多为海绵状血管瘤。常见于小儿。可以是血管瘤病的一部分，表现为肠出血，病变为多发性，累及大肠的不同节段，偶见血管外皮瘤。

（2）脂肪瘤。大肠脂肪瘤比小肠少见。常见的发生部位是右半结肠，多见于老年人。临床表现为疼痛、出血、肠梗阻、肠套叠等，肿瘤较小时可无任何症状。肉眼观察：以单发为主，多发者少见，可以是脂肪瘤病的一部分。大多数肿瘤发生于黏膜下，呈息肉状突向肠腔，多数有蒂，可引起肠套叠。少数位于浆膜下。直径为3 cm左右，呈黄色，边界清楚，表面被覆黏膜。镜下观察：肿瘤由成熟的脂肪细胞构成，分叶状，小叶大小不一，纤维间隔不规则。

（3）良性间质瘤。良性间质瘤少见，一般体积较小，直径小于5 cm，单发、边界清楚，多位于直肠。发生于高位结肠的间质瘤恶性率较高。

（4）弥漫性神经节细胞瘤。可以伴随神经纤维瘤病或伴发多发性神经内分泌肿瘤。可发生于肠壁任一神经丛可累及黏膜，向腔面突起呈息肉状或斑块状，肿瘤中神经鞘组织与神经节细胞以不同比例混合存在，并可穿插于腺体之间，导致腺管变形或呈囊性扩张、分枝状。还可伴有幼年性息肉、腺瘤性息肉和腺癌。

## 四、恶性间叶性肿瘤

（1）恶性间质瘤。发生于结肠的间质瘤较少见，近端结肠多于远端结肠的直肠。其形态与良性间质瘤相似，肿瘤的大小和核分裂象是提示预后的重要指征。偶尔可伴发小肠、大肠的多发性结节性胃肠道间质瘤病（GIST）。

（2）卡波西肉瘤。可累及大肠，特别是在AIDS患者上。可出现肠道症状，类似于溃疡性结肠炎。肠镜活检即可做出明确诊断。

（3）管肉瘤。可单发或多发，形态与其他部位发生的相同。

（4）其他。少见的大肠原发性肿瘤包括：恶性纤维组织细胞瘤、黄色肉芽肿、癌肉瘤、横纹肌样瘤、颗粒细胞瘤、直肠畸胎瘤等。

# 第六章　肿瘤临床综合治疗新探索

## 第一节　肿瘤的个体化临床综合治疗

### 一、肿瘤个体化综合治疗的原则

随着分子生物学及肿瘤临床医学的发展，目前认为，肿瘤之所以发生，是因为外界的致癌因素作用于易发的个体，使细胞发生了遗传性状方面的改变，自身免疫系统不能完全阻抑发生异常增殖的变异细胞。在治疗肿瘤时应达到如下目标：尽可能多地清除已经发生的肿瘤细胞，防止新的肿瘤细胞形成，延长患者的生存期；尽量减少治疗对患者带来的负面影响，以及肿瘤给患者造成的不同程度的痛苦，提高患者的生存质量；同时要照顾成本与效益的关系。肿瘤的个体化综合治疗需要遵循以下原则。

#### （一）局部与整体并重的原则

虽然大部分恶性肿瘤均是由局部而起，然后才逐渐扩散到全身的，但是肿瘤的发生与患者的基因缺陷、全身疾病基础，如内分泌和免疫功能的改变有密切的关系。同时，中晚期的肿瘤可以累及全身各个器官，而且因目前尚无有效的方法能确定体内的微小病灶，所谓早期与中晚期的区别只能是一个相对的概念。设计肿瘤的治疗方案时，就要在重视局部治疗的同时，从整体上对病情进行分析，要兼顾肿瘤对全身的影响，并施以相应治疗措施。如非小细胞肺癌的治疗，应先进行肿瘤的外科减量手术，然后采用放射治疗以继续控制局部的病灶，同时辅以全身化学治疗消灭已有的微小转移病灶，可以更有效地提高治疗效果。中山医科大学肿瘤医院的临床实践已证明，这类减量性手术术后辅以放射治疗和化学治疗，

3年生存率为50.4%，远优于单纯手术或者是单一的术后化学治疗、术后放射治疗。实际上，实体瘤的不完全切除相当常见，如何合理设计这类患者的综合治疗方案，是一个值得高度重视的问题。再如原发性肝癌的治疗，就必须充分评估肝功能的情况，如果肝功能不能耐受手术，尽管肿瘤较小，也只能选择姑息性治疗方法。还有早期乳腺癌的治疗，摒弃过去一味扩大手术范围的方法，改为单纯乳腺切除加腋窝淋巴结清扫，加局部放射治疗及化学治疗，在雌激素受体呈阳性时再配合内分泌治疗，这样避免了大范围手术给患者造成的严重创伤，同时又减少了局部复发和远处转移的可能，取得了良好的效果[1]。因此，运用多学科、多手段，使局部和整体治疗有机结合，在肿瘤治疗中显得尤为重要。

（二）分期治疗的原则

处于不同病期的肿瘤病变累及的范围、机体对疾病和治疗的反应及预后存在巨大的差异，因此将肿瘤进行分期并施以不同的治疗方案是非常必要的。国际抗癌联盟（UICC）制定的恶性肿瘤TNM分期，经过半个世纪的不断修改和完善，已成为恶性肿瘤综合治疗方案设计和比较治疗效果的有力手段。TNM分期的不同组合形成了恶性肿瘤不同的临床分期，不同的TNM分期，其综合治疗方案应是不同的。同样的TNM分期，不同的恶性肿瘤其综合治疗方案也是不同的。如Ⅰ期的乳腺癌，可采用单纯乳腺切除手术加放射治疗和化学治疗，但Ⅰ期的非小细胞肺癌，则以根治性的肺叶切除为主，术后辅以提高免疫力的全身治疗。而同是非小细胞肺癌，不同分期的治疗策略也完全不同。

Ⅰ、Ⅱ期以手术为主，ⅢA期推崇诱导化学治疗后手术或放射治疗的模式，ⅢB期和Ⅳ期则以非手术治疗为主。由于目前国内各个肿瘤治疗中心或科室条件千差万别，对肿瘤的治疗也无统一的方案，分期治疗的原则还没有被很好地贯彻。每一种癌症各期最佳的综合治疗方案还是一个值得进行深入探索的领域。

目前的肿瘤分期还不能完全反映肿瘤所有的生物学特性，而肿瘤的不同分子生物学改变决定了肿瘤发生、发展的特异性。因此，从分子生物学方面对肿瘤进一步分型、分期，并施以与之相适应的个体化综合治疗，是提高肿瘤治疗效果的有效途径，只是目前这方面的工作还有待分子生物学的进一步发展，以及临床实践的检验。

---

① 蔡建强. 肿瘤个体化综合治疗时代外科的重新定位[J]. 癌症进展，2014，12（06）：515-517.

### （三）个体化治疗的原则

在临床实践中，经常会碰到采用同一方案对同一分期、同一病理类型的肿瘤患者进行治疗，效果却明显不同的病例，这主要是由每个患者的机体功能、心理状况，以及个体对治疗的反应不同和肿瘤的异质性造成的。治疗肿瘤时要考虑到每个患者特殊的生理、心理状况，根据具体患者的预期寿命、治疗耐受性、期望的生活质量、患者自己的愿望和肿瘤的异质性来设计个体化的综合治疗方案。为此首先要对患者的伴随疾病、治疗耐受性和生存质量进行科学的评价。对癌症患者治疗前的综合评价从20世纪90年代开始日益受到重视，并逐渐建立起众多的评价体系，如评价患者功能状态的行为状态和日常生活能力、评价伴随病情况的伴随病等级等。癌症患者的预期寿命可由年龄、功能状态和伴随病情况来估计；对治疗的耐受性可由功能状态、伴随病情况、活动能力和社会支持的有效性来预测；生存质量是针对特定癌症用若干手段加以测量的；个人愿望则由患者自身来表达，当表达有障碍时，则由患者家属或其他受委托人来解释。

根据肿瘤的异质性、机体功能与心理状况制定个体化的治疗方案，是目前肿瘤治疗的研究重点之一。

### （四）灵活调整治疗方案的原则

尽管在治疗前可以根据现有的知识设计好相对合适的治疗方案，但是在临床肿瘤治疗实践中，经常会发现患者对治疗的反应并不像预计的那样理想。这是因为目前还不能完全了解肿瘤所有方面的特性，人体也还有许多未知的领域，而且患者的各方面状况也在不断发生着变化。在治疗前为患者设计的个体化综合方案不可能涵盖患者的所有方面，患者对治疗的反应更是千差万别。在治疗过程中，根据患者病情发生的新变化、对治疗的反应和耐受程度随时调整治疗方案是必不可少的。

### （五）生存期与生活质量并重的原则

随着"生物—心理—社会医学模式"的建立，要求在肿瘤治疗的过程中，除了不断提高疾病的生存率、延长患者的无瘤及荷瘤生存期，还要在身体上和精神上改善患者的生活质量。为此，在设计肿瘤的个体化综合治疗方案时，就要尽量减少破坏性治疗手段所致的毁容、致残程度，如乳腺癌手术趋向保守及乳房再造，骨肉瘤的保留肢体术式，以及近年来兴起的各种微创治疗手段；同时要重视姑息和支持治疗，尽可能减少晚期癌症患者的痛苦，提高他们的生活质量，如近年倡导的癌症三级阶梯止痛法。

（六）成本与效果并重的原则

肿瘤的综合治疗比起单一手段治疗，其经济花费要大得多，如何用尽可能少的费用来取得肿瘤治疗的最好效果，是一个很现实的问题，特别是目前我国的经济发展水平还较低，这一问题更为突出。因此，在设计肿瘤治疗方案时，要在对所采取的各种治疗方法的效果有充分了解的基础上遵循以下四条原则：①成本最低原则，假设有多种治疗模式，其临床效果基本相同，那么，首选的是费用最低的方案。②成本效果原则，其基本含义是单位时间内付出的成本应获得一定量的健康效果。当两种方法比较时，以生存年为分母，以成本为分子。以标准方法和新方法成本的差异与标准方法和新方法生存年的差异之比来计算，结果优于标准方法的可选用。③成本效用原则，这是一种同时考虑生存时间和生存质量的经济分析方法，其衡量单位是质量调整生命年。在成本同样的情况下，选择在预算内能达到最大质量调整生命年的治疗模式。④成本效益原则，以货币为单位进行计算，效益大的首选。在肿瘤综合治疗方案的决策中，成本分析是最被临床医生所忽略的，但对于如何合理使用有限的卫生资源，却极为重要，需要高度重视，同时应加以深入研究。

（七）中西医并重的原则

中医对肿瘤的治疗强调了调节和平衡的原则，通过双向调节、整体调节、自我调节和功能调节等方法恢复和增强机体内部的抗病能力，从而达到阴阳平衡、治疗疾病的目的。中医的辨证施治对减少化学治疗和放射治疗的副作用有相当的作用，可以巩固并加强肿瘤的治疗效果，延长患者的生存期，改善生存质量，这也是中西医结合治疗肿瘤的优越性所在。

## 二、肿瘤个体化综合治疗的模式

（一）肿瘤常用治疗方法的优缺点

从肿瘤治疗方法的历史发展与演变不难看出，外科手术、放射治疗、化学治疗构成了现代肿瘤治疗学的三大支柱。再加上近十年来得到广泛应用的各种微创、无创治疗手段，以及生物治疗，逐渐形成了目前各有特点、互为补充的多学科的治疗方法。从治疗效应看，这些治疗方法可以分为两类：着眼于局部治疗的外科、放射治疗和介入治疗方法，以及重视全身的化学药物、生物及中药治疗方法。对于大部分实体肿瘤，以手术治疗为主，介入治疗或其他新疗法作为补充手段。个别肿瘤，尤其是解剖位置特殊的肿瘤如鼻咽癌，则以放射治疗效果更佳。对于非实体肿瘤如白血病，药物治疗则扮演着更为重要的角色。尽管细胞分子生物学和生物工程学的发展造就了不少新的治疗手段，如生物治疗和介入治疗等，但就治疗效果而言，这些新方法的地位尚不能与手术、放射治疗和化学治疗三大传统手段媲美。但是对于晚期肿瘤，传统的三大治疗手段带来的副作用使其治疗作用相形见绌，因此应用微创或无创的治疗手段配合生物治疗成为更好的选择。

影响外科手术治疗效果的主要因素是肿瘤是否能够完整切除，如无残余的肿瘤继续生长、转移，则患者可以痊愈，新近的某些介入治疗方法也可以使部分肿瘤达到痊愈的目标。越是早期的肿瘤，越有可能通过外科或介入的方法获得治愈。放射治疗对局部肿瘤的效应则为单位剂量的细胞指数杀灭，放射治疗效果更多地受到细胞的氧合作用、肿瘤的类型与细胞修复等因素的影响。这些特点决定了放射治疗对局部肿瘤的控制不如外科手术。在设计恶性肿瘤的治疗方案时，必须充分注意到手术与放射治疗这两种局部治疗手段的差异。

肿瘤化学治疗是一个发展相当迅速的领域，但对大多数实体肿瘤而言，目前根治性化学治疗的效果仍不容乐观，而全身化学治疗和生物治疗却有可能消灭镜下转移灶。各种不同治疗方法之间的相互作用也很重要。在外科切除大块病灶之后，其他处的残余肿瘤受到刺激增殖，可能对随后的化学治疗更为敏感；化学治疗可能对放射治疗有增敏作用；激素治疗则由于其不依赖细胞的增殖而能补充化学治疗之不足。若能充分地考虑到这些方面，就有可能制定出取得最佳治疗效果的个体化综合治疗方案。

（二）肿瘤个体化综合治疗的模式

多学科综合治疗方案根据治疗手段的不同组合，分为非手术多学科综合治疗、新辅助治疗、术后辅助性放射治疗和化学治疗。非手术多学科综合治疗包括化学治疗和放射治疗顺序进行的序贯疗法、化学治疗和放射治疗同时进行的同时疗法、化学治疗—放射治疗—化学治疗的交替疗法三种。近年来，介入疗法和生物治疗异军突起，为肿瘤综合治疗提供了可供选择的新的手段，也大大丰富了多学科综合治疗的模式。值得一提的是，综合治疗的目的不在于通过减少各种手段的治疗强度来达到同样的效果，而在于充分利用各种手段的不同作用机制来提高治疗效果指数。

放射治疗和化学治疗的结合，是应用最为广泛的一种综合治疗模式。两者结合应用提高疗效有三个途径：一是使用能直接改变放射生存曲线的化学治疗药物，这方面最好的例子是在儿童横纹肌肉瘤和肾母细胞瘤放射治疗时合并应用放线菌素D；二是使用能特别影响肿瘤放射反应率的药物，如乏氧增敏剂；三是利用各自独立的作用机制来提高疗效，头颈部肿瘤放射治疗前的化学治疗已证明提高了局部控制率，这一模式也成为美国目前局部治疗晚期头颈部肿瘤的标准模式。

1. 放射治疗和化学治疗的不同组合模式

（1）序贯疗法。这是目前为止研究最广泛的一种综合治疗模式。序贯疗法有如下特点：①避免了两种方法的直接毒性相加作用，因而每种手段都可以全量应用，但治疗时间较长。②长期随访证明，序贯疗法远处转移率较单纯放射治疗低。序贯疗法可以是先化学治疗，后放射治疗，也可以是先放射治疗，后化学治疗，何种手段为先，应视具体情况而定。一般来说，以远处转移倾向为主的肿瘤或是相对晚期的癌肿应先用化学治疗；以局部蔓延和区域淋巴结转移为主要倾向或相对早期的肿瘤应先用放射治疗。

（2）同时疗法。这是近年研究的热点，其特点：①可以把化学治疗的局部细胞减少效应和放射治疗增敏有效地结合在一起。②有毒性相加作用，往往需要减少每种方法的最佳剂量。③在含有铂类的治疗方案中，低铂剂量方案的效应在于放射治疗增敏，减少了局部复发。高铂剂量方案的效应在于减少远处转移。这一治疗模式并不是两种治疗方法的简单相加，因此放射治疗和化学治疗之间各自剂量和时间的选择，均是需要深入研究的课题。

（3）交替疗法。也称"三明治"疗法，其模式是化学治疗—放射治疗—化学治疗。与同时疗法模式相比，它的急性毒副作用较少，患者的耐受性提高，与序贯疗法相比，疗效相对较好。

2. 手术与放化学治疗的组合模式

（1）术前化学治疗模式。几乎在大部分的实体肿瘤中，都有不少成功的临床报道。例如：非小细胞肺癌新辅助化学治疗，3个疗程的CVP（CTX、VP16、PDD）后手术，切除率为61%，1998年报告了这批患者的长期生存结果，5年生存率为36%，明显高于单纯手术组的15%；属于根治性手术的，术前化学治疗组5年生存率为53%，单纯手术的生存率为24%，不完全切除的生存率为9%。显然，这一随机的前瞻性研究且又有长期随访资料的临床研究结果，是对这一多学科综合治疗模式的最好肯定。

（2）术前放射治疗模式。术前放射治疗有可能增加手术切除的难度和增加围手术期的并发症。在肺癌的研究中显示，术前放射治疗使患者产生远期的致死性肺部并发症可达8%，另有12%的患者术后长期卧床不起，生活质量大受影响。因此，术前放射治疗模式的可行性尚未得到更多的临床支持。

（3）术后辅助性放射治疗、化学治疗。它是另一种多学科综合治疗的模式。对于比较局限的恶性肿瘤，这是最为常用的一种模式。介入治疗在肿瘤多学科综合治疗中的地位，最明显地体现在肝癌的综合治疗中，并由此提出了肝癌的Ⅱ期切除概念，即对无法切除的肝癌，经各种方式的介入治疗争取肿瘤缩小后再进行手术切除。至于富有我国特色的中医中药，在调理和减少西医治疗中的毒副作用方面具有无可替代的作用，值得深入探讨。

总之，综合治疗方案的设计，必须考虑到恶性肿瘤治疗失败的原因。从大量的临床资料分析，恶性肿瘤治疗失败的原因主要有三个：一是局部治疗不彻底及局部复发；二是远处转移；三是机体免疫功能降低。在实施综合治疗时，各种手段的使用顺序应符合肿瘤细胞生物学的规律。如果重点在于减少局部复发与局部淋巴结转移，则引流区及瘤床的放射治疗不可少。如果肿瘤为容易扩散转移的病理类型，分化程度差或是侵犯血管，属于有远处转移倾向的，则手术前后辅助治疗手段的使用必须针对减少转移这一目的。另外，调动和保护机体的抗病能力，是综合治疗方案自始至终需要贯彻的基本原则。

# 第二节　肿瘤的免疫临床治疗

## 一、肿瘤免疫耐受的影响因素

细胞恶性转化、增殖过程中，一些相关的基因可以造成点突变、原癌基因激活或抑癌基因失活及正常基因的异常表达，编码产生一种或多种肿瘤抗原肽。大量体内外实验显示，机体免疫细胞能够识别这些"非己"抗原分子，并在控制肿瘤的发生、发展中起重要作用。然而许多肿瘤患者在就诊时或治疗后不久出现远处转移或治疗后局部复发，这说明肿瘤细胞在与机体的相互作用中，能通过某些机制逃脱机体对肿瘤的免疫控制。产生肿瘤免疫耐受的因素较多且复杂，目前研究显示，肿瘤细胞可能因为缺乏一种或多种成分，导致其免疫原性低下，而这些成分是有效刺激机体免疫系统所必需的[①]。

（一）低表达MHC分子

利用免疫组化法与分子生物学技术，分析组织标本及培养的肿瘤细胞表面人类白细胞抗原，发现其人类白细胞抗原I类的表达有不同程度的降低，且分化差的肿瘤细胞人类白细胞抗原表达更弱，转移的肿瘤则最弱甚至消失。另外，大多数实体瘤均不表达人类白细胞抗原Ⅱ类抗原，也就不能有效地激活CD4⁺T细胞。尽管如此，仍不能确定肿瘤细胞MHC分子低表达与免疫逃避之间有直接的关系。

（二）缺乏共刺激分子或黏附分子

T淋巴细胞膜上CD28与配体B7结合为启动T淋巴细胞充分活化提供了第二信号，许多有正常免疫功能的宿主不能有效地清除体内有免疫原性的肿瘤，与肿瘤细胞缺乏共刺激分子有关，这就导致了T淋巴细胞免疫无应答。但研究发现，将B7基因转入弱或无免疫原性肿瘤细胞仍不能激发免疫效应，这说明在具有共刺激分子基础上，肿瘤免疫原性是一个关键因素。此外，肿瘤细胞可能还缺乏其他共刺激分子，如ICAM-1、IFA-3、VCAM-1或HSA。

（三）低或弱的免疫原性

在肿瘤生长过程中，机体CTL的识别能力和杀伤效应，可能使具有较强免疫原性的肿瘤亚克隆细胞被免疫系统消灭，而无免疫原性或免疫原性很弱的亚克隆细胞能继续生长，这些免疫原性低或弱的肿瘤细胞可能存在抗原加工能力的缺陷，或改变了抗原加工的途径，就可能使突变基因编码或正常基因异常表达的一些抗原肽不能合成或分泌，使T淋巴细胞难以识别。

（四）肿瘤细胞分泌抑制因子

某些肿瘤细胞可以自分泌或旁分泌某些细胞因子来促进自身细胞增殖，或抑制机体对其免疫杀伤。如肿瘤细胞可分泌转化生长因子-β（TGF-β），它具

---

① 刘宝瑞. 实体肿瘤免疫治疗的关键问题与对策[J]. 中国肿瘤生物治疗杂志，2017，24（06）：575-580.

有：①抑制丝裂原、抗原刺激的T细胞增殖；②抑制白细胞介素-2（IL-2）诱导的T细胞IL-2受体的表达；③抑制B细胞增殖和免疫球蛋白（Ig）的产生；④抑制细胞毒性T淋巴细胞（CTL）的诱导产生及自然杀伤细胞（NK细胞）的活化；⑤能促进新生血管的生长和细胞外基质的合成。此外，肿瘤细胞还能分泌IL-10和血管内皮生长因子（VEGF）等因子，这些抑制因子所起的作用可能在一定程度上削弱了免疫系统对肿瘤的排斥效应。

（五）肿瘤抗原改变及其封闭作用

肿瘤细胞可释放出可溶性抗原分子，这些游离抗原与抗体结合成复合物，后者可通过抗体的Fc段与淋巴细胞、NK细胞、巨噬细胞的Fc受体结合，这种对FcR的封闭能妨碍免疫细胞发挥依赖抗体的细胞毒性（ADCC）。

（六）肿瘤诱发的免疫抑制

肿瘤诱发的免疫抑制主要表现在两个方面：一方面，是诱导免疫抑制细胞产生。宿主体内是否存在T抑制细胞（Ts）亚群尚不能确定。由于Th2细胞能分泌IL-4和IL-10，而IL-10又称细胞因干合成抑制因子，它能抑制激活Th1和NK细胞的细胞因子合成，同时Th2能竞争性地结合IL-2，可能会导致肿瘤局部微环境IL-2的消耗而影响Th1的活化，在这些方面，Ts细胞具有Th2的特征。此外，抑制性巨噬细胞（MΦ）和天然抑制细胞（NS）等在肿瘤免疫逃避中也可能起重要作用。另一方面，肿瘤细胞及免疫抑制细胞可产生各种免疫抑制因子，如TGF-β、前列腺素E2（PGE2）和P15E等。

（七）肿瘤细胞表达Fas配体

近年来的研究表明，Fas抗原或受体是细胞表面的一种蛋白，属于肿瘤坏死因子（TNF）受体家族，能介导细胞凋亡，当Fas配体（FasL）与Fas受体结合后，能传递死亡信号，诱导表达Fas受体的细胞凋亡。目前已知，T、NK等免疫细胞在活化后既能表达FasL，也可表达Fas受体，而肿瘤细胞如脑胶质瘤、结肠癌、肝细胞癌和黑色素瘤等也能表达FasL，但Fas受体不表达或表达下调。由此，肿瘤细胞与免疫细胞相互作用时，尽管CTL或NK细胞能通过FasL和Fas的作用，对靶细胞产生细胞毒效应，但肿瘤细胞也能利用这一机制反向作用于免疫效应细胞使其失活。所以肿瘤细胞表达FasL对削弱机体免疫效应可能起着重要的作用。

总之，机体免疫耐受的产生是一个极其复杂的过程，对于不同的肿瘤或同一种肿瘤的不同发展阶段，由于肿瘤细胞的异质性，其免疫逃避的机理可能不尽相同。但机体免疫耐受的持久维持与以下几方面关系更密切：①肿瘤细胞具有低或弱的免疫原性及其低水平的抗原递呈；②缺乏共刺激分子而难以传导T细胞激活的第二信号；③数量上相对较少的CTL前体细胞。若对这几方面进行调节，有可能打破机体免疫耐受状态。

## 二、肿瘤免疫治疗的途径

肿瘤免疫治疗大约开始于100年前，那时人们试图用制备的免疫血清来治疗骨肉瘤。随后研制的各种免疫增强因子，如混合死菌疫苗、细胞因子和胸腺提取物等，其疗效非常有限，如何最大限度地发挥肿瘤免疫治疗效能，一直成为人们研究的重点。随着肿瘤免疫学的深入研究及分子生物学技术的日益完善，肿瘤免疫治疗策略及方法的设计与构建有了质的飞跃。利用基因重组技术，将目的基因导入受体细胞并使其表达，从而获得针对肿瘤细胞更强或持久的免疫杀伤效应。这种肿瘤免疫-基因治疗已成为目前研究的热点之一。在所进行的肿瘤免疫基因临床治疗研究中，绝大多数都在探索治疗方案的安全性和患者的耐受性，但在可预见的未来，肿瘤免疫基因治疗会成为一种安全、有效和实用的治疗手段。

### （一）淋巴细胞杀伤活性

要设计一个合理的肿瘤免疫治疗或免疫基因治疗方案，必须了解人体内抗肿瘤免疫反应，例如：人体淋巴细胞在体内是否能直接杀伤癌细胞；能否有一个好的免疫指标或参数反映患者的预后；以指导临床治疗和判断患者对其治疗方案的反应等。通过研究发现，人体淋巴细胞在肿瘤微环境内能直接杀伤癌细胞，表现为相应的形态学改变，特别是超微结构的观察可以证实，这种改变可见于杀伤过程的各个阶段。首先淋巴细胞与癌细胞接触，接触区的癌细胞膜或局部胞浆丧失，进而更广泛地使细胞膜及胞浆被破坏。淋巴细胞甚至可以完全侵入并破坏癌细胞核，淋巴细胞主要是T细胞，少数为NK细胞。这种淋巴细胞原位杀伤活性可见于30%的肺癌、62%的鼻咽癌，以及90%以上的生殖细胞瘤患者体中。

淋巴细胞对自身肿瘤细胞表现出的杀伤活性，称为自身肿瘤细胞杀伤活性。通过对多种肿瘤患者的淋巴细胞在体外杀伤其自身新鲜癌细胞的功能分析，并结合随访资料，发现自身肿瘤细胞杀伤活性存在与否与患者预后好坏相关。如根治性手术时自身肿瘤细胞杀伤活性阳性的肺癌患者，约80%可无瘤存活5年以上；而阴性者，在2年内出现复发或转移，无一例存活5年。这提示自身肿瘤细胞杀伤活性是一个反映患者抗肿瘤能力的重要免疫学指标，也提示在设计肿瘤免疫治疗或基因治疗时，应重视诱导患者体内自身肿瘤细胞杀伤活性。

如何增强及诱导自身肿瘤细胞杀伤活性对临床治疗有重要意义。采用热打击方法（热休克，42℃，30~60 min）处理从人体恶性肿瘤组织中分离出的新鲜癌细胞，有55%（11/20）的患者可见其癌细胞对自身淋巴细胞的杀伤活性敏感性增加，用OK432或IL-2激活淋巴细胞，与热打击的癌细胞混合培养，则80%（20/25）的患者可见自身肿瘤细胞的敏感性进一步增强。其机理是由于经热打击的新鲜肿瘤细胞膜上被诱导表达热休克蛋白70（HSP70），HSP70能被患者y/δ T细胞认识。而HSP70的编码基因是一种控制肿瘤细胞增生及凋亡的重要基因，当HSP70基因表达被阻断，可以抑制肿瘤细胞的增殖并诱导其凋亡。

（二）肿瘤疫苗治疗

用肿瘤疫苗给肿瘤患者进行免疫接种，以激发患者机体对肿瘤的特异性免疫应答，最终达到有效排斥效果。这种主动免疫治疗方案的设计具有很大的挑战性，同时也有广阔的应用前景。为此，研制和开发新型有效的肿瘤疫苗已成为近几年肿瘤免疫治疗中的热点。

1. 肿瘤细胞疫苗

传统的瘤苗是通过自体或同种异体肿瘤细胞或其粗提取物，经过物理、化学或生物手段处理后，抑制其生长能力，保留其免疫原性。但这种疫苗的免疫原性弱，难以引起免疫应答。后来，将肿瘤细胞加入佐剂如卡介苗（BCG）、短小棒状杆菌或弗氏佐剂等以增强其免疫原性，其效果仍不理想。

2. 肽疫苗

抗原递呈过程和免疫识别的研究，已证实肿瘤抗原必须在抗原呈递细胞（APC）胞内降解为短肽，最后形成肽-MHC-TCR复合物，才能为T细胞识别，并激发CTL反应。这为肽疫苗的研究提供了理论依据。肽疫苗主要包括以下两种。

（1）癌基因、抑癌基因突变肽疫苗。目前已合成的p21-K-Ras-125突变肽、EGFRvⅢ突变肽和Her2/neu肽等在实验研究中，均显示能被APC呈递，可激发特异性的CTL反应，并在动物模型中呈现良好的免疫治疗效果。

（2）病毒相关疫苗。一些肿瘤的发生发展与病毒相关，这些肿瘤细胞内的病毒基因能编码合成病毒相关抗原。如EB病毒与鼻咽癌、伯基特淋巴瘤、乙型肝炎病毒（HBV）与肝癌、人类T细胞白血病病毒与成人T细胞白血病。对这些病毒相关疫苗的研究，可能对相应类型肿瘤的防治有重要价值。

3. 核酸疫苗

核酸疫苗由能引起保护性免疫反应的抗原基因片段及其载体构建而成，包括DNA疫苗和RNA疫苗。目前研究较多的是DNA疫苗。核酸肿瘤疫苗能同时激发机体细胞和体液免疫反应，能诱导许多亚单位疫苗不能诱导的CTL效应，故以其特有的优势而受到重视。

研究发现，CEA-DNA疫苗可激发CEA特异的体液、细胞免疫反应，表现为抵抗同源表达CEA结肠癌细胞的再接种。目前，人们已将编码抗体可变区基因的DNA疫苗用来引发抗独特型抗体反应。根据人CTL表位而制备的DNA疫苗，可引起MHC限制性对每种表位的CTI反应。研究发现，编码IL-2和IFN基因的DNA疫苗能引起较高的抗体滴度。

4. 抗独特型抗体疫苗

抗独特型抗体疫苗具有模拟抗原及免疫调节的双重作用，能克服机体免疫抑制，打破免疫而耐受，故能代替肿瘤抗原诱导特异性主动免疫反应。目前针对黑色素瘤、结直肠癌、卵巢癌、B细胞淋巴瘤、皮肤T细胞淋巴瘤和乳腺癌的抗独特型抗体的研究取得了一定的进展。

目前正在进一步研究独特型基因工程抗体疫苗，如将Ab2 β的轻重链可变区连接成单链抗体基因，经重组构建后的免疫动物，也能引起体内产生特异性抗体。

总之，目前认为多种肿瘤疫苗及肿瘤疫苗与其他治疗手段联合应用，对肿瘤治疗可能会产生更理想的效果。最新报道的双特异性杂交抗体和DNA多价疫苗，为肿瘤疫苗的应用及免疫效果的改进提供了新的思路，展示了更广阔的应用前景。

# 第三节　肿瘤的基因临床治疗

## 一、肿瘤基因临床治疗概述

基因治疗是指运用DNA转移来治疗，甚至预防人类疾患。确切地说，它指的是遗传信息相关的特异性DNA序列的转移，是一项高度集成、综合性高难度的生物技术。基因治疗最初是以治疗单基因遗传病为主，现在已广泛应用于肿瘤等疾病的治疗研究。

肿瘤基因治疗的原理是将目的基因用基因转移技术导入靶细胞，使其表达此基因而获得特定的功能，继而执行或介导对肿瘤的杀伤和抑制作用，从而达到治疗目的。基因治疗涉及目的基因、载体及受体细胞三方面。有效的基因治疗依赖外源基因高效而稳定的表达。利用病毒载体介导基因转移[①]，以其高转染率成为肿瘤基因治疗中应用最广泛的方法，其中包括逆转录病毒、腺病毒（AV）、腺相关病毒（AAV）、单纯疱疹病毒（HSV）、痘苗病毒（VV）等载体。受体细胞分为生殖细胞和体细胞两类，目前仅限于体细胞、成纤维细胞、肝细胞及大皮细胞等。目前常用的基因治疗方法，可以归纳为以下两种：一种方法是体细胞基因治疗，或称"二步基因治疗"，即将受体细胞在体外培养并转移进入外源基因，经过适当的选择系统，把重组的受体细胞回输患者体内，让外源基因表达，以改善患者症状，这种方法是目前基因治疗普遍采用的方法，又称为体外法。另一种方法称为"直接法基因治疗"，是指不需要细胞移植，直接将外源DNA注射至机体内，DNA可以单纯注射，也可以与辅助物如脂质体一起注射，使其在体内转录、表达而发挥治疗作用，故又称为体内法。体内法的基因治疗方式比体外法简单、直接、经济，疗效也比较确切，常用的体内基因直接转移手段有病毒介导、寡核苷酸直接注射、受体介导、脂质体介导和体内基因直接注射等，此外还有原位法。

## 二、免疫基因治疗

免疫基因治疗是指利用基因进行免疫治疗，包括细胞因子基因治疗、基于DNA的疫苗、单克隆抗体基因转移等。基因免疫方法比其他体内基因转移方法

---

① 邓洪新，魏于全. 肿瘤基因治疗的研究现状和展望[J]. 中国肿瘤生物治疗杂志，2015，22（02）：170-176.

139

有更大的优越性：它不需要佐剂，能够同时诱导机体的体液及细胞免疫；在细胞内合成抗原，经加工后与MHC-I、Ⅱ类分子结合并呈给CD$^{8+}$和CD$^{4+}$细胞，质粒DNA注射到肌肉内表达可长达19个月，即可实现长久免疫；外源基因直接在宿主体细胞内完成表达和后加工，能完整地保留产物的天然结构和抗原性；质粒DNA或RNA的相对分子质量较小，一般不会刺激机体产生抗DNA和RNA的抗体，可实现多次免疫；免疫用的DNA可以像普通药物一样按标准的方法大量制备，价格便宜；等等。质粒DNA体内直接注射法在抗肿瘤免疫治疗中具有广阔的前景。

（一）肿瘤的细胞因子基因治疗

1. 细胞因子概念

细胞因子是一类由免疫细胞（淋巴细胞、单核巨噬细胞等）和相关细胞（成纤维细胞、内皮细胞等）产生的调节细胞功能的高活性、多功能蛋白质多肽分子，不包括免疫球蛋白、补体和一般生理性细胞产物。目前已发现并命名的细胞因子有数十种，每种细胞因子均有其独特的、起主要作用的生物学特征。

2. 细胞因子分类

根据作用的靶细胞不同，可分为：作用于淋巴细胞的细胞因子；作用于单核巨噬细胞的细胞因子；作用于白细胞的细胞因子；作用于其他类型细胞的细胞因子。

根据细胞因子的作用机制，可分为：效应性细胞因子与调节性细胞因子。

根据产生细胞的不同，可分为：由淋巴细胞产生的细胞因子，如大多数白细胞介素；由单核巨噬细胞产生的细胞因子，如IL-1、IL-8、肿瘤坏死因子（TNF）；其他细胞产生的细胞因子，如由基质细胞产生的IL-7。

根据功能及与免疫学的关系，可分为：具有抗病毒活性的细胞因子，主要包括IFN；具有免疫调节活性的细胞因子，包括IL-2、IL-4、IL-5、IL-7、IL-9、IL-10、IL-12及B型转化生长因子（TGF-B）；具有炎症介导活性的细胞因子，包括INF、IL-1、IL-6、IL-8为代表的一类结构相似的小分子活化因子；具有造血生长活性的细胞因子，包括IL-3、IL-11、集落刺激因子（CSF）、促红细胞生成素（EPO）、干细胞因子（SCF）、白血病抑制因子（LIF）等。

在肿瘤免疫基因治疗中，IL-2、IL-4、IL-6、IL-7、IL-12、IL-13及α干扰素（IFN-α）、Gcm、CSF等细胞因子被广泛用于实验治疗研究。

3．细胞因子基因疗法

（1）过继性免疫疗法

过继性免疫疗法又称免疫效应细胞介导的细胞因子基因治疗，是将细胞因子基因导入抗肿瘤免疫效应细胞中，使其抗肿瘤作用增强，并以免疫效应细胞为载体细胞，将细胞因子基因携带至全内靶部位，使细胞因子局部浓度提高，从而更有效地激活肿瘤局部及周围的抗肿瘤免疫功能。目前可用于肿瘤免疫治疗的效应细胞有肿瘤浸润淋巴细胞（TIL）、淋巴因子激活的杀伤细胞（LAK）、CTL、TAL（tumor activiated lymphcyte）和巨噬细胞。

（2）以成纤维细胞等作为载体细胞介导的细胞因子基因疗法

以成纤维细胞等作为载体细胞介导的细胞因子基因疗法，即利用成纤维细胞、内皮细胞、骨髓细胞等易于获取和培养、生命周期长的细胞作为载体，通过基因转染后并维持较长时间，以充分发挥治疗作用。

（3）直接体内注射途径

直接体内注射途径即采用注射方法直接将细胞因子基因导入体内，并使之表达发挥治疗作用。例如：用裸露的细胞因子基因表达质粒进行肌内注射；用脂质体包裹的细胞因子基因表达载体进行腹腔内或瘤体内注射；用携带细胞因子基因的痘苗病毒或腺病毒进行体内注射；等等。

（4）肿瘤细胞主动性免疫治疗

肿瘤细胞主动性免疫治疗又称肿瘤细胞靶向的细胞因子基因治疗，即将细胞因子基因或免疫相关抗原基因转染入肿瘤细胞中，制备出免疫原性较强的新型瘤苗，以激发、增强机体产生显著的抗肿瘤免疫功能，从而达到治疗肿瘤的目的。

（5）肿瘤细胞靶向的细胞因子受体基因治疗

肿瘤细胞靶向的细胞因子受体基因治疗法是增加肿瘤靶细胞对细胞因子作用敏感性的方法。通过细胞因子受体基因转染的方法，使肿瘤细胞表面相应的细胞因子受体表达增多，使对肿瘤细胞有直接生长抑制或杀伤作用的细胞因子结合增多，从而大大增强细胞因子的抗肿瘤效果。

（二）基于DNA的疫苗

DNA疫苗由来自病原微生物或肿瘤细胞有编码基因的非复制型DNA质粒组成。将编码不同蛋白的质粒接种于体内，可导致机体T细胞和相应抗体对这些蛋白的应答，因而提供了一种特异性免疫手段。优点有：①没有导入可能与"减毒"疫苗相关的强毒力病毒的危险性；②易于大量制备，价格便宜；③可以干粉形式长期保存；④小剂量适当的基因即可诱导保护性免疫；⑤使用一次即能产生长期免疫力。接种DNA疫苗可用于病毒诱发的肿瘤。抗病毒的预防性免疫接种可降低肿瘤发病率。近年来，DNA疫苗领域发展迅猛，相信在不久的将来会有实用的癌症疫苗制剂。

（三）单抗基因转移

机体对肿瘤的免疫应答一般较弱，可能与T辅助细胞的应答作用的失败有关。用单抗基因修饰肿瘤细胞，在单抗基因转移后，肿瘤细胞能产生自我反应毒性抗体。

（四）肿瘤内黏附分子（ICAM）-1转移及表达

ICAM-1与细胞迁移至炎性部位有关，也具有协同刺激T细胞功能作用。在细胞介导的细胞毒作用中，ICAM-1有助于淋巴细胞与肿瘤细胞之间的相互作用。

（五）免疫细胞基因转移

利用抗原递呈细胞（APC，如树突状细胞、巨噬细胞、B细胞、活化的T细胞）递呈抗原并激活T细胞的能力，先从外周血分离、扩增细胞，再导入肿瘤相关抗原基因，证明基因表达后回输给患者，以激活体内的T细胞，产生抗肿瘤特异性免疫反应。树突状细胞（dendrite cells, DC）可源于各种不同细胞，如外周血单核细胞、骨髓或$CD^{34+}$脐血细胞，是诱导原代T淋巴细胞反应的最强的抗原递呈细胞。采用遗传修饰淋巴细胞，以产生和分泌针对肿瘤细胞表达的癌蛋白的靶向毒素，可使其成为一类新的杀伤细胞。

（六）其他

通过基因转染，诱导肿瘤细胞Ⅰ型主要组织相容性复合物（MHC）升高，从而使其免疫原性增加，肿瘤原性降低，非DNA的癌胚抗原（CEA）多聚核苷酸疫苗及多肽疫苗的研究不断进步，这些都为肿瘤基因免疫治疗提供了新的方向和希望。

## 三、造血基因转移

（一）造血干细胞（HSC）和前驱细胞的遗传修饰

HSC仅占骨髓细胞的1/10万以下。将基因转入造血干细胞可提高抗癌免疫，并可提高人体对化学治疗的耐受性。应用HSC进行基因治疗的优点：HSC可自我更新，故只需要单次治疗；具有多能性；可达到有效转导；不致癌；等等。基因转入HSC可用于治疗遗传病、自身免疫性疾病及癌症等。作为接受化学治疗和（或）放射治疗的癌症患者的辅助治疗也有诱人的前景，如将多药耐药基因（MDR1）等引入人骨髓造血干细胞，可降低化学治疗对骨髓的毒性，提高化学治疗用药剂量。

### （二）肿瘤浸润淋巴细胞基因标记及治疗

肿瘤浸润淋巴细胞（TIL）是浸润到实体瘤的淋巴样细胞。TIL输入后能保留在瘤灶部位并持续较长时间。用缺陷的人逆转录病毒转染TIL输注后监测，该法安全并敏感。

## 四、分子化学治疗

### （一）基因导向酶促前药治疗（GDEPT）

GDEPT是通过利用肿瘤细胞和正常细胞之间基因表达的差异，使某一酶基因仅在肿瘤细胞转录表达，以增加肿瘤基因治疗破坏细胞的特异性。GDEPT系统的作用机制如下：①分子开关，把酶基因选择性连接到特殊类型的肿瘤细胞元件上；②酶药物前体结合，产生具有选择性的细胞毒性药物。酶可以是低水平表达的内源性的酶，或是由重组基因产生的非内源性的酶。药物前体是在体外无毒性，但在体内能被转变为高活性细胞毒性药物的化学剂。药物前体应具有以下特性：①药物前体和相应的活性药物的细胞毒作用的差异应尽可能大；②应是所表达酶的良好底物；③能穿过肿瘤细胞膜进入细胞内；④活性药物应能弥散，被旁边细胞摄取，以获得旁观者杀伤效应。在肿瘤细胞中，有许多原癌基因如c-erbB-2，组织特异性启动子如PSA、AFP、NAE、甲状腺球蛋白等被激活而过度表达，其启动子是相应肿瘤细胞选择性控制酶基因表达的候选启动子。应用GDEPT系统进行靶向治疗成功的事例很多，例如：用编码络氨酸激酶的基因启动子靶向黑色素瘤细胞；用CEA基因启动子靶向胃肠上皮起源的肿瘤细胞；用上皮黏蛋白（MUC）-1基因启动子靶向乳腺癌细胞；等等。

### （二）插入自杀基因

自杀基因治疗将编码某一敏感性因子的基因转入靶肿瘤细胞，使该细胞对换某种原本无毒或低毒的药物产生特异的敏感性而死亡。这一表达敏感性因子的基因称为药物敏感基因或自杀基因。因这些基因多是由病毒载体转移入靶细胞，故该方法又称为病毒异向的酶解药物前体疗法（VDEPT）。多数自杀基因疗法研究是通过编码病毒或细菌的酶来介导药物敏感性，即肿瘤细胞产生的酶把药物的无活性形式转化为毒性代谢产物，从而抑制核酸合成。常用自杀基因有单纯疱疹病毒胸苷激酶（HSV-TK）基因、大肠杆菌胞嘧基因等。如细胞色素氧化酶P450催化环磷酰胺（CTX）转变为磷酸胺氮芥，才能发挥抗肿瘤活性，将其基因导入乳腺癌细胞株MCF-7，CTX对转导细胞有高度的细胞毒性，且基因表达的细胞对邻近未转染的细胞有较强的旁路细胞毒效应（旁观者杀伤效应）。旁观者杀伤没有种属特异性。

自杀基因治疗的缺点是仅杀伤S期细胞，即仅能诱导一小部分分裂细胞发生死亡。

（三）肿瘤细胞药物增敏基因治疗

该疗法是指将外源基因插入肿瘤细胞后，改变肿瘤细胞对药物的敏感性。如将钙调素基因转入癌细胞，利用其对癌细胞MDR的逆转作用，使癌细胞对化学治疗药物的敏感性明显提高。

（四）肿瘤耐药基因治疗

通过基因转移技术转移耐药基因到正常器官组织，以保护其免受化学治疗药物的毒性作用，该疗法可以提高化学治疗效果。目前，肿瘤耐药基因治疗的方案是转入MDRI基因、DHFR基因、MGMT基因等；或者联合使用两种或多种耐药基因转入造血干细胞，使造血干细胞获得广谱抗药性；或使用耐药基因的突变体，以获得比野生型更有效的骨髓保护作用；也有将GM-CSF基因等转入骨髓细胞，以提高机体对大剂量化学治疗的耐受力。

## 五、肿瘤靶向基因治疗

（一）靶向病毒相关癌的治疗

有些人类肿瘤与病毒有高度相关性，病毒基因在肿瘤细胞的表达，提供了高选择性靶向表达治疗载体转入肿瘤细胞的方法。如人乳头瘤病毒（HPV）存在于宫颈癌、口腔癌及皮肤癌等，但在正常组织中缺乏。HPV的持续表达可能是这些癌症生长所必需的。用核酶、反应物及免疫基因治疗能对抗这些癌症中HPV及其产物，而达到治疗目的。

（二）通过一分子连接载体细胞的特异性治疗

不同的细胞特异性配基可传送载有核酸到特异的细胞，即提供一种靶向传输系统治疗癌症。这一系统在体外能迅速分解核酸、表达载体和治疗基因，可能也适用于体内基因治疗。

（三）利用位点控制区（LCR）技术的靶向非病毒基因治疗

利用位点控制区技术的靶向非病毒基因治疗是一种非病毒基因转移方法。治疗性基因附着在LCR本身的活性由其将要作用的细胞类型特异蛋白触发。

（四）转录靶向癌基因治疗

当肿瘤如恶性脑瘤进入分裂期后，用重组逆转录病毒载体靶向传送自杀基因，而正常脑组织不被感染。

（五）其他

HERS2靶向基因转移、靶向表皮生长因子（EGF）介异的DNA传递及靶向乏氧细胞的基因表达等都为靶向治疗剂在肿瘤上的特异性表达展示了诱人的潜力和前景。

## 六、病毒介导的肿瘤溶解

用在肿瘤细胞内复制的突变的腺病毒作为癌溶解剂无须加治疗基因，能有效地治疗肿瘤。如部分缺失EIB的腺病毒可在特异性缺乏p53的肿瘤细胞内复制。同时，对腺病毒的免疫应答可以限制其播散到相邻细胞。理想的肿瘤溶解病毒应有肿瘤特异性，不应整合到人基因组，并且逆转为野生型病毒的可能性极低。假如采用致病病毒，应使用有效的抗病毒药物。

## 七、靶向肿瘤血管生成的基因治疗

选择性靶向血管内皮的基因治疗，应具备三个条件：①肿瘤特性的确定；②有选择性破坏肿瘤内皮的方法；③有引导该产物的基因传导系统。通过该途径的基因治疗研究正在进行中。

## 八、利用热休克蛋白基因的体内基因治疗

用分枝杆菌热休克蛋白（HSP）基因转染肿瘤细胞，使其丧失形成肿瘤的能力，并保护免疫缺陷鼠不受未修饰的肿瘤细胞的致死性作用。

## 九、基因疗法与放射治疗的联合

实验研究表明，如果遗传物质被转入细胞内，用粒子照射可更有效地治疗肿瘤。可能的途径及机制有：①离子射线有助于基因转移；②离子射线有基因诱导作用，即肿瘤细胞有放射诱导性启动子靶的特性；③调节基因表达可以提高放射后细胞凋亡；④导入DNA的药物可提高射线诱导性细胞死亡。另外，还有放射性核素HSK-TK自杀基因疗法、遗传操作以降低乏氧并增加放射敏感性疗法、丁酸盐增强基因疗法和放射治疗等。

## 十、细胞因子基因治疗与化学治疗的联合

某些化学治疗药物如环磷酰胺、阿霉素、丝裂霉素等在一定剂量范围内对免疫功能损害不大，甚至可以增强免疫功能。将某些细胞因子与化学治疗药物联合应用于治疗肿瘤可取得协同效果。将抗癌免疫增强细胞因子或MHC基因导入肿瘤组织，以增强肿瘤微环境中的抗癌免疫。细胞因子基因治疗与化学治疗联合应用值得深入研究。

# 结束语

外科病理学是一门应用病理学知识对临床穿刺、内镜活检或手术切除的病变细胞、组织或器官进行疾病诊断的学科，故有诊断病理学之称。而肿瘤病理诊断在外科病理诊断中占有相当大的比重，其诊断的准确性直接关系到临床医师对患者实施的治疗方案，以及预后的判断。高水准的病理诊断是提高医院整体医疗水平的重要环节。

近年来，现代免疫学、生物化学、细胞生物学、分子生物学等学科日新月异。电子显微镜技术的问世，使传统病理学诊断从细胞水平向亚细胞结构深入；免疫学知识向病理学知识渗透，诞生了免疫组织化学技术；计算机技术用于组织细胞图像的处理，产生了定量细胞病理学；DNA双螺旋结构的发现与核酸分子杂交及聚合酶链反应（PCR）等技术的开发，为分子病理学的建立奠定了基础。现代病理学结合众多学科知识与技术，在肿瘤诊断中发挥巨大作用。

肿瘤细胞学诊断中的新技术如下。

（一）标本的收集与保存

在细胞学诊断中，除常规染色外，免疫组织化学染色已成为辅助诊断手段之一。为获得优良的免疫组化染色结果，标本做涂片或印片后应立即用95%乙醇固定，其目的一是保存抗原物质，二是保存细胞数量及细胞形态，尤其后者更为重要。固定后的标本一般可保存2周，如置−20℃低温冷冻保存，2~3个月不影响染色结果。低温冷冻涂片取出染色前应逐渐使其恢复至室温，风干后再进行染色。

（二）肿瘤细胞学普查方法的改进

肿瘤的细胞病理学诊断，就是从靠近浅表的空腔器官排出物或分泌物、体腔渗出液或冲洗液，以及细针穿刺的抽吸物中检查肿瘤细胞的方法。该法在防癌普查中可发现早期癌或癌前病变，具有一定指导意义。但细胞学检查取材量少，涂片中仅有细胞，无法观察组织结构，其诊断可靠性不及肿瘤病理学诊断。随着计算机技术的发展，目前国外已研制出利用计算机对细胞涂片进行自动初筛的仪器，称为自动细胞初筛仪或人工智能计算机影像分析系统。其主要原理是将专家判断癌细胞的标准事先输入计算机，仪器根据其贮存的知识对检测标本做出诊断。该仪器可以减轻人工阅片的劳动强度，在大规模普查中起到初筛作用，但存在一定的假阳性，故仪器初筛后仍需要人工复查。另外，由于仪器费用昂贵，检测费用高出常规法检查数十倍，目前国内外均处于研究试用阶段，尚未普及应用。

当今，生命科学正加速向前发展，可以想象，未来的病理诊断将会是以下情景：①计算机技术广泛应用于病理诊断，肿瘤的大体、组织及细胞图像均用计算机处理，肿瘤细胞学涂片可完全用计算机筛选。②计算机网络与信息技术（IT）产业的发展使各病理诊断机构相互以网络联系，病理图像可自由传输，随时进行远程病理讨论与会诊。病理诊断医师可与多家医院签约，在家中对收到的细胞或组织图像进行诊断。③病理诊断手段将发生革命性变革，随着人类基因组的完全破译，基因诊断将可能逐步取代传统病理诊断。④病理申请单、病理报告和病理档案实现无纸化计算机管理。

# 参考文献

[1] 龙琼先，伍季，彭勇，等．前列腺癌中PCDH9表达缺失在抑制细胞凋亡、促进肿瘤进展中的作用[J]．临床与实验病理学杂志，2021，37（12）：1445-1449．

[2]王振，李曦，栗园园，等．可激活的NIR-II探针用于肿瘤成像[J]．化学进展，2022，34（01）：198-206．

[3]张慧，聂平平，焦石，等．胃肠道肿瘤发生及免疫应答的细胞信号机制[J]．生命的化学，2022（01）：1-10．

[4]韩红，金赟杰，刘嵘，等．超声造影定量分析技术在早期鉴别兔VX2肝肿瘤消融后残癌与炎症带中的应用价值[J]．复旦学报（医学版），2022，49（01）：44-49．

[5]张泽亚，蒋海越．骨形态发生蛋白5在肿瘤中的研究进展[J]．医学综述，2022，28（01）：69-73．

[6]陈干，黄慧，樊金星，等．先天性神经母细胞瘤临床病理学特征分析[J]．实用癌症杂志，2021，36（12）：1953-1955．

[7]郭海河．肿瘤病理诊断中冰冻切片技术的应用价值[J]．科技创新与应用，2020（13）：162-163．

[8]田芳．乳腺叶状肿瘤病理特征与临床预后的关系[J]．中华肿瘤防治杂志，2019，26（S1）：38+40．

[9]刘磊．胃神经内分泌肿瘤病理特征及预后高危因素分析[J]．辽宁医学杂志，2020，34（01）：27-30．

[10]唐晓静．肿瘤病理诊断中特殊染色联合免疫组化技术的效果观察[J]．科技风，2020（27）：5-6．

[11]杨慧玲，李雪莹，白辰光．结构化肿瘤病理诊断报告书应用体会及优化建议[J]．诊断病理学杂志，2020，27（08）：593-594．

[12]段会娟．肿瘤病理长度评估食管鳞状细胞癌预后的意义[J]．西藏医药，2020，41（05）：31-33．

[13]陈佳，李高军．基于影像学机器视觉的乳腺肿瘤病理图像识别[J]．生物医学工程研究，2020，39（03）：266-270，276．

[14]李智．特殊染色联合免疫组化技术在肿瘤病理诊断中的应用[J]．名医，2020（13）：64-65．

[15]桑秀丽，李哲，肖汉杰，等．肿瘤病理类型绿色诊断方法研究：基于变精度粗糙集理论与贝叶斯网络[J]．统计与信息论坛，2015，30（04）：71-77．

[16]杨振庚，方卫华，钱江，等．肝细胞肝癌多层螺旋CT增强扫描双动脉期表现特点与肿瘤病理分化关系的研究[J]．实用医学影像杂志，2015，16（02）：107-110．

[17]田连胜．胰腺癌外周血循环肿瘤细胞与肿瘤病理和预后关系分析[J]．中国现代药物应用，2018，12（24）：28-29．

[18]王雅萍．免疫组化技术和常规技术在肿瘤病理诊断中的效果对比分析[J]．临床研究，2019，27（01）：139-141．

[19]刘玉兰．优质护理在高位颈椎骨折患者术后康复及肿瘤病理性高位颈椎骨折患者后期治疗中的作用研究[J]．中华肿瘤防治杂志，2018，25（S2）：243-244．

[20]王大鹏．特殊染色+免疫组化在肿瘤病理鉴别中的作用[J]．现代诊断与治疗，2019，30（04）：586-587．

[21]张淦梅．肿瘤病理诊断中特殊染色联合免疫组化技术的应用效果及检测阳性率评价[J]．临床检验杂志（电子版），2019，8（04）：262-263．

[22]张坤，李绪斌，马菊香，等．肝细胞肝癌肿瘤ADC值与病理分级的相关性研究[J]．临床放射学杂志，2016，35（05）：728-731．

[23]李有恒，徐洪，曾训．冰冻切片机术中印片结合诊断肿瘤病理分析[J]．现代诊断与治疗，2016，27（16）：2954-2955．

[24]杨蕾，苗逢雨，赵烁，等．肿瘤病理规范化诊断项目的研究进展[J]．中国医疗管理科学，2016，6（05）：33-35．

[25]王凯，杨爽，冯珊珊. 肿瘤病理诊断中特殊染色联合免疫组化技术的价值分析[J]. 现代医学与健康研究电子杂志，2018，2（12）：20.

[26]李莉，刘力，罗宁，等. 坏死性凋亡调控机制及其在肿瘤病理机制中的作用[J]. 现代肿瘤医学，2018，26（22）：3690-3695.

[27]盛伟琪. 胃肠胰神经内分泌肿瘤病理诊断的规范和进展[J]. 中国癌症杂志，2013，23（06）：401-407.

[28]吴丹桔. 免疫组化技术在肿瘤病理诊断中的应用[J]. 现代诊断与治疗，2013，24（15）：3428-3429.

[29]张弛. 转移性骨肿瘤病理性骨折的处置[J]. 国际骨科学杂志，2013，34（05）：321-323.

[30]刘复生，刘骅，吕福东，等. 免疫组织化学技术在肿瘤病理诊断中的应用及其存在的问题[J]. 癌症进展，2007（04）：355-361.

[31]刘忆，漆松涛，张喜安，等. 脑膜瘤的病理类型、部位与瘤周水肿的关系[J]. 中国微侵袭神经外科杂志，2011，16（04）：168-170.

[32]张波，宋耕，陈振东. 软组织肿瘤病理与临床诊断不一致的成因及后果[J]. 世界最新医学信息文摘，2017，17（31）：1-3.

[33]毛伟敏，倪型灏，孙文勇，等. 常见肿瘤病理诊断及报告指南[M]. 杭州：浙江大学出版社，2015.

[34]刘复生，孙耘田，刘洪刚，等. 肿瘤病理诊断指南[M]. 北京：中国协和医科大学出版社，2005.

[35]纪元，谭云山，樊嘉. 肝胆胰肿瘤：病理、影像与临床[M]. 上海：上海科学技术文献出版社，2013.

[36]朱梅刚. 肿瘤病理鉴别诊断手册[M]. 北京：军事医学科学出版社，2000.

[37]亓娟. 常见肿瘤的病理诊断治疗与护理[M]. 昆明：云南科技出版社，2014.

[38]王秀启. 临床肿瘤与病理诊断学[M]. 长春：吉林科学技术出版社，2012.

[39]曹永成，孟庆朵，菅慧蓉. 现代肿瘤病理诊断与治疗[M]. 天津：天津科学技术出版社，2012.

[40]郑金锋. 实用临床肿瘤病理诊断及预后监测[M]. 长春：吉林科学技术出版社，2013.

[41]夏环玲，刘中田，田芳，等. 现代临床肿瘤病理诊断学[M]. 天津：天津科学

技术出版社，2011.

[42]戴玉鑫．肿瘤病理临床与诊断[M]．北京：科学技术文献出版社，2018.

[43]师迎旭．肿瘤临床病理诊断及分子检测[M]．北京：中国纺织出版社，2020.

[44]石红．临床肿瘤治疗与病理诊断[M]．长春：吉林科学技术出版社，2018.

[45]张绪美．临床肿瘤治疗与病理诊断[M]．长春：吉林科学技术出版社，2017.

[46]孔祥泉．肿瘤影像与病理诊断[M]．北京：人民卫生出版社，2009.

[47]马瑞兰．临床肿瘤放射治疗[M]．北京：中国纺织出版社，2018.

[48]陆光生，周英杰．肝脏恶性肿瘤高危人群早防早治[M]．北京：金盾出版社，
    2017.

[49]吴春平．临床疾病病理诊断学[M]．长春：吉林科学技术出版社，2019.